reinhardt

Katharina Lamprecht • Stefan Hammel
Adrian Hürzeler • Martin Niedermann

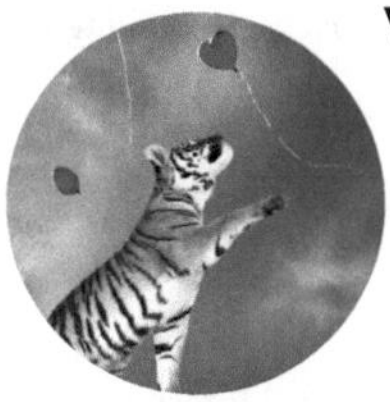

Wie der Tiger lieben lernte

120 Geschichten zum Umgang mit psychischem Trauma

2. Auflage

Ernst Reinhardt Verlag München

Katharina Lamprecht, Bruchköbel bei Frankfurt a. M., ist Heilpraktikerin für Psychotherapie, Coach und Erzählerin mit eigener Praxis.

Stefan Hammel arbeitet als Klinik- und Psychiatriepfarrer, Kinder-, Familien- und Hypnotherapeut sowie als Ausbilder für Psychotherapie und leitet das Institut für Hypnosystemische Beratung in Kaiserslautern.

Adrian Hürzeler, Coach, Krisenpädagoge und Achtsamkeitstrainer mit eigener Praxis für Einzel- und Paargespräche in Lenzburg und Reinach (AG), Schweiz.

Martin Niedermann, Bern, Schweiz, ist Geschichtenerzähler, Coach, Heilpädagoge. Auftritte in Formationen mit Musik, Liedern, Geschichten

Bibliografische Information der Deutschen Nationalbibliothek

Die Deutsche Nationalbibliothek verzeichnet diese Publikation in der Deutschen Nationalbibliografie; detaillierte bibliografische Daten sind im Internet über <http://dnb.d-nb.de> abrufbar.
ISBN 978-3-497-03017-0 (Print)
ISBN 978-3-497-61935-1 (PDF-E-Book)
ISBN 978-3-497-61936-8 (EPUB)
2. Auflage

Printed in EU
Covermotiv: © istock.com/GlobalIP (Tiger);
istock.com/Silvio Quick (Hintergrund mit Luftballons)
Satz: m4p Kommunikationsagentur GmbH, Nürnberg

Ernst Reinhardt Verlag, Kemnatenstr. 46, D-80639 München
Net: www.reinhardt-verlag.de E-Mail: info@reinhardt-verlag.de

Inhalt

Einführung 9

1 Traumaprävention 28

2 Die Starre lösen 46

3 Geduld und Zuversicht im Überwinden 66

4 Ein neuer Blick auf scheinbar schlechte Reaktionen 84

5 Zugehörigkeit erleben lassen 104

6 Beziehungen entlasten 123

Einführung

Der Tiger und die Therapie

Eine Klientin mit schweren Phobien und Panikattacken kommt 1969 zu dem Biophysiker und Psychologen Peter A. Levine in Therapie. Er versucht, ihr zunächst mit verschiedenen Entspannungsübungen zu helfen, was ihren Zustand aber noch verschlimmert. Wenn Entspannung schadet, was ist dann mit Anspannung? Levine fordert die Frau auf, vor einem imaginären Tiger davonzulaufen. Nun beginnen ihre Beine zittrig auf der Stelle zu laufen, und ihr ganzer Körper wird von heftigem Zucken und Schütteln erfasst. Plötzlich erinnert sie sich, wie sie als Kind bei einer Mandeloperation mit Äther betäubt wurde und zu ersticken glaubte. In der Folge verlor sie ihre natürliche Lebendigkeit und entwickelte eine resignative Haltung. Levine wird klar, dass sich ihre Symptome aus diesem Erlebnis heraus entwickelt haben. Die Klientin erlebt die Sitzung als Durchbruch. Sie fühlt sich wieder lebendig und verliert ihre Ängste, die sie so lange begleitet haben.

Peter Levine wird zu einem Pionier der Traumatherapie. Als Symbol für „Somatic Experiencing", wie er seine Methode nennt, wählt er einen Tigerkopf. Der Tiger steht für ihn „für die bei einem Trauma unterdrückte Lebenskraft, die sich durch heilsame Impulse wieder ihren Weg zurück bahnen kann" (www.somatic-experiencing.de/die-geschichte-von-se; 22.10.2020).

Zwei Jahre später: In einer Klinik in Arizona liegt eine Frau mit Krebs und leidet unter starken Schmerzen. Da alle Schmerzmittel nichts helfen, entscheidet ein Arzt, sie zu dem Hypnotherapeuten Milton Erickson zu fahren, um zu sehen, ob seine Arbeit hier etwas ausrichten könne. „Söhnchen, glaubst du wirklich, dass deine hypnotischen Sprüche meinen Körper umkrempeln können, wo doch nicht mal starke Medikamente eine Wirkung auf ihn haben?", fragt sie, als sie Erickson in seinem Rollstuhl vor sich sieht. Er sagt, dass er an den Bewegungen ihrer Pupillen und ihrer Gesichtsmuskeln sehe, dass sie große Schmerzen habe. „Nun sagen Sie mir, gnädige Frau, wenn Sie einen schlanken, hungrigen Tiger nebenan erblicken würden, der langsam hier ins Zimmer kommt, Sie hungrig beäugt und sich die Schnauze leckt – wieviel Schmerzen würden Sie spüren?" Unter diesen Umständen hätte sie keine, erklärt sie und ist überrascht, dass sie, während sie sich das vorstellt, tatsächlich keine Schmerzen spürt. Erickson arbeitet eine Weile mit ihr. „Herr Doktor, darf ich den Tiger mitnehmen?", fragt sie am Ende. „Sicher, Madam."

Die Schwestern in der Klinik sagen, seit sie bei diesem Schraubendreher-Doktor war, habe sie wirklich keine Schmerzen mehr. Sie sei nur ein bisschen neben der Spur: Jetzt beugt sie sich über die Bettkante und redet mit einem Tiger unter ihrem Bett (Zeig 1985, 220f.; Nemetschek 2011, 86).

Dreißig Jahre später: Yann Martel veröffentlicht seinen Roman „Schiffbruch mit Tiger". Er erzählt die Geschichte des Sohnes eines Zoobesitzers, der bei der Auflösung eines Zoos seine Tiere verschiffen muss. Als das Schiff untergeht, können sich nur der Junge, eine Hyäne, ein Orang-Utan, ein verletztes Zebra und ein bengalischer Tiger auf einem Rettungsboot in Sicherheit bringen. Übrig bleiben, nach einigen Todesfällen, der Junge und der Tiger. Unter Gefahr für Leib und Leben muss der Junge ständig den Tiger im Auge behalten. Am Ende erfährt der Leser die allegorische Bedeutung der Tiere. Wäre die Geschichte aus der Perspektive eines Nachrichtensprechers erzählt worden, hätte sie nicht die Kraft, das Ungeheuerliche des Traumas in Worte zu fassen.

Auf den ersten Blick stellt der Tiger die eigentliche Bedrohung des Jungen dar, dann aber transformiert der Tiger – oder der Junge – diese Bedrohung in einen Traum, der Überleben und Heilung ermöglicht (Martel 2003).

Was ist Trauma?

Traumatisch nennen wir Erlebnisse, bei denen wir uns einer überwältigenden Bedrohung unseres Lebens oder unserer körperlichen und seelischen Unversehrtheit hilflos ausgeliefert sehen – wenn dieses Erleben dauerhaften Schaden bei uns hinterlässt.

Zuweilen werden Menschen nicht deshalb traumatisiert, weil ihnen dieses Unglück widerfährt, sondern, weil sie erleben, wie andere, mit denen sie sich identifizieren, einem Geschehen von vernichtender Kraft ausgeliefert sind.

Wenn Menschen eine Situation nicht so erleben, dass sie sie erleiden, sondern, dass sie sie gestalten, werden sie nicht traumatisiert. Das heißt, dass Menschen, die als Katastrophenhelfer lenkend in das Geschehen eingreifen, vergleichsweise weniger gefährdet sind, traumatisiert zu werden, als diejenigen, die das Geschehen als Zeugen passiv beobachten. Es bedeutet auch, dass Menschen, die Verbrechen verüben, wenn sie dies aktiv und willentlich tun und im Verlauf des Geschehens nicht in eine passiv erleidende Position geraten, nicht traumatisiert werden.

Der französische Neuropsychiater Boris Cyrulnik berichtet, dass bei Soldaten, deren Camp durch Raketen beschossen wird und die sich auf ein Sirenensignal hin innerhalb von 30 Sekunden in Sicherheit bringen müssen, eine enorme Traumatisierungsrate zu finden sei, obwohl es hier fast keine Toten und Verletzten gebe. Die Häufigkeit von Traumatisierungen sei deutlich höher als bei Einsätzen mit Feindkontakt – weil die Soldaten sich nicht als „Herr des Geschehens“, sondern als Dinge erleben, auf die Raketen abgefeuert werden (youtu.be/rd13inJYbQk, Min. 28:24ff.; 22.10.2020).

Zu unterscheiden ist in jedem Fall zwischen einer Situation mit traumatischem Potenzial und der Verarbeitung dieser Situation. Sind mehrere Menschen derselben Belastungssituation ausgesetzt, zeigt sich, dass nicht alle in demselben Maß traumatische Symptome entwickeln. Oftmals gibt es bei einigen gar keine Zeichen einer Traumafolgestörung, bei anderen treten für Stunden, Tage oder Wochen Symptome einer schwerwiegenden Belastung auf, wieder andere leiden ihr Leben lang oder bis zu einer Therapie, durch deren Hilfe die Symptome aufgelöst werden.

Je früher ein Mensch solche existenzbedrohenden Erfahrungen macht, desto höher ist die Tendenz, dass spätere Belastungserlebnisse – insbesondere solche, die Parallelen zu früheren Belastungen aufweisen – traumatisch verarbeitet werden, das heißt, chronische körperliche und psychische Schäden bei einem Menschen hinterlassen.

Es ist auffällig, dass Menschen, die ein solches Belastungserlebnis alleine zu verkraften haben, weil offenbar niemand da ist, der als Gesprächspartner geeignet erscheint, Belastungsereignisse weit weniger gut verarbeiten als diejenigen, die die Möglichkeit haben und nutzen, mit anderen zu teilen, was ihnen widerfahren ist und wie es ihnen geht.

Das ist vielleicht einer der Gründe, warum Vernachlässigung und Gewalt durch Familienmitglieder und nahe Bezugspersonen meist schlechter verarbeitet werden als jene Belastungen, die von ferner stehenden Personen ausgingen: Die Personen, die das traumatische Potenzial der Situation abschwächen oder auflösen könnten, sind entweder selbst die handelnden Personen des traumatischen Geschehens oder mit den handelnden Personen enger assoziiert als mit der erleidenden Person.

Boris Cyrulnik erzählt von einem Versuch, den, wie er berichtet, seine Kollegen Patrick Clairvoy und Michel Delage von der Universität Toulon wissenschaftlich ausgewertet haben: Soldaten, die einen gefährlichen Einsatz unternehmen mussten, wurden gebeten, vorher einen Brief an ihre Lieben zuhause zu schreiben, ihn dann in einen Umschlag zu stecken und ihn nach dem Einsatz wieder anzusehen, um zu überlegen, ob sie ihn abschicken oder was sie sonst damit machen möchten. Bei denen, die solch einen Brief geschrieben haben, habe man später fast nie Anzeichen einer Traumafolgestörung gefunden, und zwar unabhängig davon, wie schwer der Einsatz war, was sie zu Gesicht bekamen oder wer dabei gestorben ist. Bei anderen, die bei den gleichen Einsätzen waren, habe man Traumafolgestörungen in der sonst bekannten Häufigkeit vorgefunden. Bei Soldaten, die sich wie beschrieben vorbereitet hatten, sei die Rate der Traumatisierungen sogar geringer gewesen als bei denjenigen, die im Lager zurückblieben, Fantasiebilder von den blutigen Kämpfen ihrer Kameraden entwickelten und nichts tun konnten, um ihnen zu helfen.

Der beschriebene Effekt sei darauf zurückzuführen, dass die Soldaten sich beim Schreiben eines solchen Briefes innerlich auf eine nahe menschliche Beziehung ausgerichtet hatten, die ihnen vertraut war und auf eine Situation, in der sie ihr Leben meisterten. Die im Lager zurückgebliebenen Soldaten hingegen seien auf ein Geschehen ausgerichtet gewesen, das sie nicht meistern konnten (youtu.be/rd13inJYbQk, min.28:20ff.; 22.10.2020). Die geschilderten Beobachtungen sind uns plausibel, wenngleich wir nicht verifizieren können, ob der Versuch tatsächlich genauso stattgefunden hat.

Für die Art der Verarbeitung ist es entscheidend, ob Menschen, die ein belastendes Ereignis zu verkraften haben, sich als Teil einer Gemeinschaft erleben, in der sie so, wie sie sind, willkommen sind.

Wenn wir uns vorstellen, dass ein Säugling vom Wickeltisch fällt, sich den Schädel bricht, jedoch gerettet wird und später keine dauerhaften körperlichen Schäden davonträgt, können wir aus diesen Informationen noch keine Prognose wagen, ob das Kind durch dieses Erlebnis eine Traumafolgestörung entwickelt. Nehmen wir aber an, dass dies zwei Säuglingen geschieht: Der eine wächst in einer Familie auf, in der er nicht sonderlich willkommen ist, oft alleine gelassen wird, wenig Ansprache erfährt und eher grob angefasst wird, der zweite wächst als Schatz seiner Familie in Wärme und Geborgenheit heran – dann können wir mit recht großer Wahrscheinlichkeit vorhersagen, dass der erste Traumafolgen entwickelt, der zweite hingegen nicht.

Man kann es sich so vorstellen, dass tief im Gehirn (in der Amygdala) eine Instanz ist, die sich mit zwei Fragen beschäftigt: „Bin ich sicher?“ und „Bin ich zugehörig?“. Wird eine der Fragen – die vielleicht ein- und dieselbe sind – mit „Nein!“ beantwortet, wird ein Alarm ausgelöst. Die Fähigkeit, diesen Alarm auszulösen, schleift sich ein: Je länger oder häufiger das Alarmsignal ertönt, desto leichter wird es anschließend ausgelöst. Das gilt zum einen generell, im Besonderen aber für Situationen, die der Ausgangssituation gleichen. Die frühen Lebenserfahrungen eines Kindes bilden sozusagen den Rahmen für seine Interpretation von allem, was folgt. Das heißt: Je früher ein Kind solche Erfahrungen macht, desto eher wird es auf Folgeereignisse traumatisch reagieren. Und je mehr Erlebnisse das Kind auf diesem Weg sammelt, die es traumatisch verarbeitet, desto höher ist sein Risiko, als Erwachsener traumatisch auf Belastungen zu reagieren.

Entscheidend ist, ob ein Mensch sich einer Gefahr hilflos ausgeliefert sieht und welche Vorerfahrungen er mit dieser Art von Erleben hat. In eine Formel gefasst ist das traumatische Potenzial einer Situation für einen Menschen das Produkt aus der Intensität der akut erlebten Bedrohung und dem Grad des chronisch erlebten Unwillkommenseins oder Ausgeschlossenseins. Vieles deutet darauf hin, dass der zweite genannte Faktor entscheidender ist, dass also die Schwere eines Einzelerlebnisses für die Wahrscheinlichkeit einer traumatischen Verarbeitung weniger bedeutsam ist als die Erfahrung, einsam und unbeschützt zu sein.

Neben der Intensität eines bedrohlichen Erlebnisses und der Chronizität der Isolationserfahrung gibt es einen dritten Faktor: Je früher (und je häufiger in frühen Lebensphasen) ein Mensch Erfahrungen von Bedrohung und Ausgeschlossensein macht, desto wahrscheinlicher werden spätere Erlebnisse traumatisch verarbeitet.

Bei Kindern, die die ersten Lebenswochen in einem Brutkasten verbringen, finden wir häufig bis ins Erwachsenenalter ausgeprägte Schwierigkeiten mit Verlustangst, Todesangst, Bindungsangst und alarmierter Einsamkeit sowie eine Neigung zur Depressivität. Ähnliches lässt sich bei Menschen beobachten, die zu Beginn ihres Lebens unwillkommen waren, die abgetrieben werden sollten oder deren Mutter während der Schwangerschaft dauerhaft Angst, Depression oder schwere Trauer erlebte. Wiewohl uns die Möglichkeit der Traumatisierung eines Menschen als Fötus durchaus plausibel erscheint, können wir nicht sagen, ab welchem Stadium dieses Risiko bestehen kann.

Um das Ganze ins Positive zu wenden: Je mehr Wärme, Willkommen, Sicherheit ein Mensch bekommt und je mehr insbesondere der Beginn seines Lebens davon geprägt ist, desto resistenter wird er gegen potenziell traumatisierende Ereignisse sein, um es fachlich auszudrücken: desto resilienter ist er. Wer sich als willkommen, angenommen und zugehörig erlebt, während er eine Gefahr durchlebt, erleidet keine Traumafolgen. In diesem Zusammenhang ist zu beobachten, dass Belastungsereignisse, die eine ganze Gemeinschaft treffen, die sich im Leiden solidarisiert, wie es im Umgang mit Naturkatstrophen geschehen kann, von den Betroffenen in der Regel besser verarbeitet werden, als solche Ereignisse, die nur einen Einzelnen betreffen oder solche, die zu einer Entsolidarisierung der Gemeinschaft beitragen.

Die Vergangenheit verändern?

Unser Bild der Welt, in der wir leben, baut sich zwar in einer chronologischen Reihenfolge auf, sodass die früheren Lebenserfahrungen als Grundlage dienen, um die späteren einzuordnen; für das Gehirn aber, welches diese Erfahrungen sammelt und sortiert, bildet Chronologie eine untergeordnete Rolle. Das Gehirn bildet Assoziationsbrücken zwischen gleichzeitigen, gleichartigen und unmittelbar aufeinander folgenden Eindrücken – sofern die erinnerten Abläufe von einem hohen Grad an Kontinuität geprägt sind, wenn also das, was aufeinander folgt, zusammenzupassen scheint.

Dass das Gehirn seine Tätigkeit in assoziativen Verknüpfungen organisiert und Chronologie hier nur eine Randfunktion darstellt, ist für die therapeutische Arbeit von Interesse.

In unserer Kultur haben wir gelernt, man könne die Vergangenheit nicht ändern und die Zukunft im Grunde auch nicht. Allerdings könne man die Gegenwart so gestalten, dass eine gute Zukunft wahrscheinlicher werde. Geprägt ist diese Vorstellung von einem linearen Geschichtsverständnis und einer Physik, die Zeiten misst und zueinander ins Verhältnis setzt.

Biologisch betrachtet, besteht die Vergangenheit aus Erinnerung, die Zukunft aus Erwartung (oft als Hoffnung oder Befürchtung) und die Gegenwart aus unserer Wahrnehmung und deren Deutung. Wenn wir uns vorstellen, dass diese Inhalte in unserem

Gehirn gespeichert und sortiert werden, ist es gut vorstellbar, dass es einen Unterschied macht, ob stärkende, möglichkeitserweiternde Impulse oder schwächende, möglichkeitsverengende Inhalte priorisiert werden.

Die Entstehung eines Traumas

Stellen Sie sich vor, Sie betreten eine Bank. Während Sie darauf warten, bedient zu werden, rennen zwei vermummte Gestalten in den Schalterraum. Einer stößt Sie an die Wand, hält eine Pistole an Ihre Schläfe und schreit: „Geben Sie das Geld raus, Tausender gebündelt, jetzt sofort, oder ich schieße!" Die Angestellte erklärt, dass der Tresor ein Zeitschloss hat und sie größere Geldmengen nur verzögert entnehmen kann. Der Mann drückt die Mündung der Waffe fester an Ihren Kopf und schreit: „Ich gebe Ihnen zwei Minuten, und dann knallt's!" Die Angestellte erklärt, dass das Zeitschloss fünfzehn Minuten braucht. Der Mann schreit: „Wird's jetzt? Ich schieße!"

Was passiert in Ihnen in einer solchen Situation? Wahrscheinlich werden Sie erstarren. Ihre Muskeln ziehen sich zusammen und damit auch ein Großteil Ihrer Blutgefäße. Das heißt, die Durchblutung wird schwächer, was das Herz mit schnellerem und stärkerem Klopfen zu kompensieren sucht. Die Sauerstoffversorgung Ihres Körpers wird schlechter, vielleicht wird Ihnen schwarz vor Augen und Sie haben das Gefühl, in Ohnmacht zu fallen. Sie spüren, wie der Hals sich zuzieht und Ihr Magen schmerzt. Ihnen wird übel. Zuerst denken Sie ganz schnell ganz viel, dann immer verschwommener und immer weniger, dann gar nichts mehr. Anfangs haben Sie Angst, später fühlen Sie sich leer, abgeschaltet, wie eine Maschine. Sie haben kein Körpergefühl, kein Raumgefühl, kein Zeitgefühl. Was Sie sehen und hören, wirkt fragmentarisch, wie ein Puzzlespiel, das auseinanderfällt.

Wenn die Bankräuber geflohen sind, entspannen sich die Muskeln etwas. Es kann sein, dass Ihr Herzschlag und Atem rasen, um den Körper wieder besser mit Sauerstoff zu versorgen. Immer noch spüren Sie nichts. Sie fühlen sich wie im Nebel. Auf die Ansprache anderer reagieren Sie vielleicht gar nicht, vielleicht auch mit seltsamer Gelassenheit oder extremer Emotionalität, mit einem Weinkrampf, einer Panikattacke oder einem Wutausbruch.

Häufige Folgen einer Traumatisierung

Wochen später könnte das Bild so aussehen: Wenn Sie versuchen, eine Bank zu betreten, schnürt sich Ihr Hals zu, Sie leiden unter Atemnot und können nichts mehr denken. Der betreffenden Bankfiliale können Sie sich nicht mehr nähern, weil Panik in Ihnen aufsteigt. Die Tapete in der Bankfiliale war gelb. Wenn Sie gelbe Innenwände sehen, bekommen Sie Schweißausbrüche. Wenn Sie Männer hören, die denselben Akzent haben wie die beiden in der Bank, rast Ihr Herz. Wenn Sie einen Bankräuberwitz hören, brechen Sie in Tränen aus.

Es scheint, als habe Ihr Gehirn im Nebel der Überlastung während des Überfalls versucht zu lernen: „Was muss ich künftig meiden, wenn ich das hier überlebe?" Da die Situation existenziell sehr bedeutsam war, hat Ihr Gehirn versucht, seinen Job gründlich zu tun und intensiv zu reagieren. Da die Leistungskapazität Ihres Gehirns niedrig war, hat es sehr undifferenziert gelernt, beispielsweise: „Alles, was so ist, wie jetzt, bedeutet akute Gefahr und ist unbedingt zu meiden!"

Nehmen wir an, einige Wochen später sind Sie mit vielen anderen Menschen in einem Einkaufszentrum. Die gelbe Wandfarbe dort missfällt Ihnen, aber Sie sind tapfer und gehen weiter. Plötzlich geraten neben Ihnen zwei Männer in einen heftigen Streit und schreien sich wüst an. Sie stehen erstarrt da. Erst lange, nachdem die Männer weg sind, können Sie einen halbwegs klaren Gedanken fassen.

Von da an meiden Sie auch Einkaufszentren und Menschenansammlungen. Um Männer, deren Haarfarbe und Barttracht Sie an die beiden Streithähne erinnert, machen Sie einen Bogen …

Wenn sich ausgeprägte Stressreaktionen wie Angst, Aggression und Vermeidung ausweiten, können die familiären und anderen Beziehungen der betroffenen Person schwer in Mitleidenschaft gezogen werden, und womöglich ist sie auf fremde Hilfe angewiesen – etwa, wenn es schwierig wird, das Haus zu verlassen, ein Auto zu benutzen oder mit fremden Menschen zu sprechen.

Was traumaerfahrene Menschen in die Therapie führt

In die Therapie kommen traumatisierte Menschen oft dann, wenn die Vermeidung von Auslösereizen als Strategie nicht mehr ausreicht, um ein einigermaßen funktionierendes Leben zu gewährleisten.

Viele Menschen, die an Traumafolgestörungen leiden, haben die ursprünglich auslösende Situation bzw. deren Zusammenhang mit den entstandenen Symptomen vergessen. Der Zusammenhang wird oft erst dann aufgeklärt, wenn im Rahmen einer Therapie gefragt wird: „Seit wann haben Sie dieses Symptom, und was war damals noch, in dieser Zeit?"

In der paartherapeutischen Arbeit fällt auf, dass oft nur die belastenden, potenziell traumatisierenden Vorerfahrungen der Partner aus der Zeit, bevor sie sich kannten, bearbeitet werden müssen, damit das Paar sich als fähig erlebt, seine Probleme allein, ohne Therapie lösen zu können. Teil der Therapie kann es sein, die Partner dafür zu sensibilisieren, dass der Grund, warum sie auf bestimmte Verhaltensweisen so stark reagieren, in Erlebnissen aus ihrer Herkunftsfamilie liegt. Dabei wird der jeweils andere Partner von Vorwürfen und Selbstvorwürfen entlastet und erhält die Möglichkeit, Empathie für das Leid seines Partners zu zeigen.

Bei Menschen, die mit körperlichen Symptomen in die Therapie kommen, fällt auf, dass die Frage „Seit wann haben Sie das, und was war damals noch?" mit hoher Regelmäßigkeit zu traumatischen Erlebnissen führt. Sehr oft erweist es sich, dass die Symptome abklingen, sobald das Trauma in hilfreicher Weise bearbeitet werden konnte. Sehr häufig werden die Verbesserungen körperlicher Symptome schon während der Therapiestunde deutlich.

Herausforderungen und Chancen für die Therapie

Eine Schwierigkeit für die therapeutische Arbeit mit Traumata besteht darin, dass Menschen, die sich an eine frühere Zeit erinnern, etwa, indem sie darüber erzählen, beim Erinnern psychologisch und physiologisch in denselben Zustand kommen, in dem sie damals waren. Das Reden über Trauma reaktiviert die Erinnerung mitsamt dem damals durchlebten Leiden und – was die Therapiearbeit noch mehr erschwert – mitsamt der damaligen Dissoziation. Dazu gehören meistens Symptome von Starre und Betäubung. Während der ursprünglichen Traumatisierung dienten dissoziative Phänomene wie Emotionslosigkeit, Gedankenleere, Amnesie und körperliche Betäubung dazu, die Belastung zu reduzieren. Beim Erinnern kehren diese Phänomene wieder, weil Erinnerung eine Simulation der Wahrnehmungen und Körperreaktionen früher erlebter Ereignisse und Zustände ist. Wir können nichts erinnern, ohne das zur Zeit des Geschehens Wahrgenommene nochmals zu erleben. Erinnerung ist die Reproduktion eines Netzes von Wahrnehmungen und Körperreaktionen aus früherer Zeit. (Paradoxerweise kann es auch geschehen, dass die beginnende Erinnerung an die Auslöseereignisse Amnesie, also die Unfähigkeit, sich zu erinnern, erzeugt.)

Das heißt, durchs Erinnern kommt der Klient in einen Zustand, der dem Erlernen differenzierter neuer Reaktionen maximal abträglich ist. Die Starre während einer traumatischen Situation und während der bewussten oder unwillkürlichen Erinnerung äußert sich auf vielen Ebenen, etwa als

- Erstarrung der Muskulatur (Unbeweglichkeit, Verspannungen),
- Verengung der Blutgefäße (Durchblutungsstörungen, Bluthoch-

druck, hohe Herzfrequenz, Migräne, Sehstörungen, Hörsturz, Ohnmacht, Schlaflosigkeit, Panikattacken),

- Verengung der Atemwege (flacher, schneller Atem, Asthma),
- Verminderung des Körpergefühls (Taubheitserleben),
- Verringerung des emotionalen Erlebens (Depersonalisation, Depression),
- Reduktion kognitiver Fähigkeiten (Denken, Erinnern, Planen),
- Verringerung des Zeit- und Raumgefühls,
- Verringerung der Wahrnehmung von Licht und Farben.

Bei vielen Menschen werden solche Zustände nicht nur temporär aktiviert, sondern haben eine chronische Komponente. Depression kann weitgehend als chronische Form von Belastungsstörungen angesehen werden. Zu diesem Schluss kann man kommen, wenn man depressiv lebende Menschen immer wieder fragt, seit wann sie eine eingetrübte Grundstimmung haben und welche Erfahrungen mit Geborgenheit und Zugehörigkeit sie damals beziehungsweise in den ersten Jahren ihres Lebens gemacht haben.

Wenn wir Klienten also in der Therapie ihre traumatischen Geschichten nochmals erzählen lassen, kommen sie beim Erzählen in denselben belastenden, erstarrten, für differenziertes Lernen höchst ungeeigneten Zustand. Das ist nicht nur leidvoll, sondern auch wenig verheißungsvoll für ein gutes therapeutisches Ergebnis. Was aber können wir stattdessen tun?

Ziele traumatherapeutischer Arbeit

Lassen Sie uns zunächst vergegenwärtigen, was das Ziel einer Traumatherapie sein sollte. Ziel einer Traumatherapie ist es aus unserer Sicht, dass die Erinnerung an das belastende Erlebnis (den Banküberfall) wie auch einzelne Erlebnisinhalte, die darauf verweisen (gelbe Wandfarbe, Streit, Männer mit einer bestimmten Haarfarbe und Barttracht) keine Stressreaktionen mehr erzeugen.

Stresssymptome, die aufgehoben werden sollen, können emotionale Reaktionen sein (Angst, Wut), ein Vermeidungsverhalten (belebte Plätze meiden), automatisierte Verhaltensweisen (sich ducken, wegrennen, angreifen), Formen von Erstarrung und Betäubung (Muskelverspannung, Verlust des Körpergefühls, Emotionslosigkeit, Depression), das Überdecken belastender Emotionen (Manie, Psychose, Hyperaktivität, Sucht) oder Körperreaktionen mit Krankheitswert (Allergie, Asthma, Epilepsie, Tinnitus).

Aufgelöst ist ein Trauma, wenn die betroffene Person sich ohne die bisherigen Stressreaktionen an das Ausgangsereignis erinnern und sich allen bisher damit assoziierten Auslösereizen aussetzen kann; wenn also …

- weder eine phobische oder aggressive Vermeidung der betreffenden Reize,
- noch ein Erleben von Selbstentfremdung in der Begegnung mit ihnen,
- noch ein besonderes Leiden unter solchen Reizen

mehr notwendig ist und stattdessen ein relativ gelassener Umgang mit ihnen möglich wird.

Eine solche Zielsetzung klingt aus Sicht vieler traumaerfahrener Menschen und wohl auch mancher Therapeuten ambitioniert und womöglich hoch gesteckt. Dahinter steht oft die Idee, ein langes schweres Leiden bedürfe auch einer langen, aufwändigen und womöglich schmerzintensiven Therapie. Zwar bewirkt diese Überzeugung zu einem gewissen Grad genau das, was sie behauptet, gelingt es aber, Zweifel am Zweifel zu säen und Plausibilität für eine kurze, wirksame Therapie herzustellen, werden die genannten Ergebnisse durchaus sehr häufig erreicht. Relativ lange Leidenswege finden nach unserer Erfahrung mit der Hilfe narrativer hypnosystemischer Strategien zuweilen relativ schnell zu einem guten Ende.

Strategien traumatherapeutischer Arbeit

Therapeutisch gesehen gibt es verschiedene Strategien, um zu verhindern, dass Klienten während der Therapie, indem sie sich auf traumatische Erinnerungen fokussieren, die dazu passenden traumatischen Reaktionen reaktivieren. Eine Kombination dieser Strategien scheint besonders günstig zu sein:

1. Dissoziation von Belastungserleben vom Ich-Erleben: Die traumatisch assoziierten Erinnerungen, Körperreaktionen und Emotionen werden vom Ich-Erleben, Ist-Erleben, Hier-Erleben und Jetzt-Erleben getrennt.
2. Fragmentierung von Belastungserleben: Die traumatisch assoziierten Erinnerungen, Körperreaktionen und Emotionen werden auf verschiedene Weisen in sich selbst aufgespalten, indem sie etwa in Teilaspekte unterteilt werden, die, jeder für sich genommen, weniger belastend erlebt werden. Belastende Aspekte des Erlebens (etwa Körpersymptome) können von hilfreichen (Werte, gute Intentionen des Organismus) unterschieden werden, Sichtbares von Hörbarem und Fühlbarem, ein Täter vom anderen, verschiedene Anlässe voneinander, usw.
3. Assoziation von Ressourcenerleben: Hilfreiche Aspekte des Erlebens (Ressourcen) werden mit dem Ich-Erleben, Ist-Erleben, Hier-Erleben und Jetzt-Erleben assoziiert (identifiziert) und in sich selbst gestärkt, indem diese möglichst wahrnehmbar, emotional intensiv, plausibel und relevant erlebbar gemacht werden.
4. Verknüpfung von Ressourcenerleben mit Belastungserleben: Das Ressourcenerleben (siehe 2.) wird so mit dem bisherigen Belastungserleben (siehe 1.) verbunden, dass das hilfreiche Erleben im Bereich des bisher belasteten Erlebens erfahren wird – sodass die Starre, Betäubung und anderen assoziierten Symptome sich lösen, ohne dass die emotionalen Belastungen dahinter (Angst, Wut, Ekel, Trauer, Einsamkeit) überhandnehmen.

5. Transformation von Belastungserleben in Ressourcenerleben: Das Belastungserleben (Starre, starke Emotionen oder Körperreaktionen) wird in allmählichen Übergängen filmisch (etwa in Form von Geschichten) oder körperlich (etwa in Form von Körperübungen) in Lösungserleben (Beweglichkeit, regulierte und regulierbare Emotionen und Körperreaktionen) verwandelt.

Aus den weiter oben genannten Gründen ist es generell eher riskant, mit den traumatischen Erinnerungen selbst zu arbeiten. Dieser Weg kann allerdings gegangen werden, wenn zu Beginn der Arbeit Rahmensuggestionen gegeben werden, die das filmische Erleben von den Körperreaktionen trennen, sodass die bildhaften Erinnerungen ohne die bisher begleitenden Reaktionen von Erstarrung oder überschießenden Emotionen erlebt werden können (vgl. die „Grüße an die Seele" in Hammel 2017, 65 ff.).

Um eine Retraumatisierung zu vermeiden, gehen viele traumatherapeutische Konzepte eher den Weg, „einen Schritt vom Problem versetzt" zu arbeiten (Zeig 1995, 73, 85 u. ö. über die Arbeitsweise Milton Ericksons). Statt sich mit dem inneren Film der Erinnerungen an belastende Ereignisse zu befassen, wird abseits des visuellen Sinneskanals gearbeitet. Es werden erstarrte Körperbewegungen, der Klang der Stimme oder der Sprachfluss flexibilisiert und Vermeidungshaltungen in winzigen Schritten aufgelöst, um die Erstarrung zu lösen, die einen zentralen Teil der Symptomatik ausmacht.

Eine sehr elegante Art, „einen Schritt vom Problem versetzt" zu arbeiten, ist es, durchaus innere Filme zu verwenden, aber dabei nicht auf Originalerinnerungen, sondern auf Parallelgeschichten zurückzugreifen, die das Unbewusste anregen, im Bereich der traumatischen Erinnerungen ähnliches zu tun, wie in der Geschichte skizziert. Die therapeutischen Geschichten in diesem Buch zeigen solche Vorgehensweisen.

Traumatherapie mit Geschichten

Alle oben genannten Elemente einer Traumatherapie lassen sich mit Geschichten gut in das Gespräch integrieren:

1. Dissoziation von Belastungserleben: Geschichten können eingesetzt werden, um Probleme und Problemaspekte von der eigenen Person und vom Ist-, Hier- und Jetzt-Erleben zu unterscheiden.
2. Fragmentierung von Belastungserleben: Geschichten können eingesetzt werden, um Unterscheidungen zu treffen, die das belastende Erleben portionieren und sortieren, sodass es besser verarbeitet werden kann.
3. Assoziation von Ressourcenerleben: Geschichten können dazu dienen, Chancen und hilfreiche Sichtweisen in den Blick zu nehmen und mit dem eigenen Leben in Verbindung zu bringen, die vorher nicht gesehen wurden.
4. Verknüpfung von Ressourcenerleben mit Belastungserleben: Geschichten können dazu verwendet werden, Stärkendes und Mutmachendes auch dort zu sehen, wo bisher nur Zerstörung am Werk schien.
5. Transformation von Belastungserleben in Ressourcenerleben: Geschichten können die Verwandlung von Schlimmem in weniger Schlimmes oder Hilfreiches plausibel, anschaulich und emotional erfahrbar machen.

Die Dissoziation von Belastungserleben (1) vom Ich-Erleben spielt eine zentrale Rolle in den Geschichten „Eiterpickel“ und „Der Rucksack“ in Kapitel 3 „Geduld und Zuversicht im Überwinden“.

Die Fragmentierung von Belastungserleben (2) ist bedeutsam in der Geschichte „Minensuche“ im selben Kapitel.

Die Assoziation von Ressourcenerleben mit dem Ich-Erleben (3) ist von zentraler Bedeutung in den Geschichten „Von Bienen und Blumen“ im Kapitel 5 „Zugehörigkeit erleben lassen“ und „Entenküken“ im Kapitel 8 „Aussöhnung Güte, Selbstversöhnung“.

Wie Verknüpfungen von Ressourcenerleben mit Belastungserleben (4) aussehen können, verdeutlichen die Geschichten „Nimm meine Stimme mit“ in Kapitel 7 „Traumatische Reaktionen nachkonditionieren“ und „Bis wir sterben“ in Kapitel 5 „Zugehörigkeit erleben lassen“.

Ein Beispiel für die Transformation von Belastungserleben (5) ist die Verwandlung einer imaginierten Problemlandschaft in eine Lösungslandschaft in der Geschichte „Der Vulkan“ in Kapitel 6 „Beziehungen entlasten“.

Viele und vielleicht alle Probleme, die in einer Therapie besprochen werden, lassen sich so beschreiben, dass der Klient eine Belastung loswerden möchte und sein Körper oder sein Unbewusstes die Belastung bisher nicht losgelassen hat, weil sie mit einem Wert assoziiert ist, der nicht losgelassen werden soll. Wer sich Sorgen macht, will vielleicht die Sorgen los sein, aber nicht die gute Absicht, sich durch vorausschauendes Sorgen vor Gefahr zu schützen. Wer trauert, will vielleicht den Trauerschmerz oder die Schlaflosigkeit überwinden, die damit einhergeht, aber nicht die Liebe und den Wunsch nach Beständigkeit, die sich in der Trauer ausdrücken. Wer jähzornig ist, will vielleicht die Scham über sein Verhalten loswerden, aber nicht die Fähigkeit, sich aus einem sonst lähmenden Ohnmachtserleben zu befreien. Wer sich selbst beschimpft, hat vielleicht vor langer Zeit gelernt, den Beschimpfungen seiner Eltern zuzustimmen, um die Erniedrigung abzukürzen, Identität zu erleben und bei aller Zurückweisung immerhin noch die Gemeinschaft zu erleben, die möglich war.

Auch die Belastungen, von denen traumatisierte Menschen berichten, lassen sich so beschreiben. Der Therapeut oder die Therapeutin kann auf eine solche Doppelbindung mit einer therapeutischen Gegen-Doppelbindung reagieren. Er bittet das Unbewusste des Klienten, das Unerwünschte vom Erwünschten zu trennen und mit beiden Aspekten unterschiedlich umzugehen. Das kann bedeuten, die gute Absicht im Sorgen zu würdigen und den Organismus anzuweisen, diese gute Absicht, ohne den bisher mit der Umsetzung verbundenen Energieverschleiß umzusetzen.

Indem dies in Geschichten verpackt wird, wird das Unbewusste, die Welt der Träume und der Intuition beauftragt, bisher verborgene, aber dennoch mögliche Lösungen zu entwerfen, die dem kognitiven Denken vielleicht nicht zugänglich sind.

In der Welt des Inneren sind Unterscheidungen und Verbindungen möglich und heilsam, die rein physikalisch betrachtet keinen Sinn zu ergeben scheinen.

Entsprechend der Geschichte „Ich komme später nach" in Kapitel I „Traumaprävention" könnte eine Frau, die sich auf eine Brustamputation vorbereitet, zu ihrer Brust sagen: „Ich habe dich lieb und möchte dich gerne behalten. Eines Tages werden wir sterben. Wenn ich den Tumor wachsen lasse, sind wir beide bald drüben. Wenn ich die Amputation erlaube, darf ich wenigstens noch für eine ganze Weile hierbleiben. Ich umarme dich, liebe Brust, und muss doch für eine Weile Abschied nehmen. Ich muss dich auf dem Weg in den Himmel vorausschicken. Warte du dort auf mich. Ich komme später nach, und dann gehen wir gemeinsam weiter."

Hypno-systemisch kann man hier von einem Ambivalenzpacing und Ambivalenzleading sprechen: Beide Seiten einer Ambivalenz – die gewünschte Unversehrtheit und das gewünschte Überleben – werden unterstützt, indem sie auf je unterschiedliche Weise angesprochen und weiterentwickelt werden.

Beim therapeutischen Erzählen werden belastende oder stärkende Lebenserinnerungen von Klienten als Geschichten aufgefasst. Belastende Erinnerungen werden neu gedeutet, stärkende in hilfreicher Weise mit den belastenden Erinnerungen assoziiert – nach der Logik: „Du hast früher schon Krisen gemeistert, dieselbe Fähigkeit zum Überwinden kann dir möglicherweise auch jetzt von Nutzen sein."

In ähnlicher Weise können Anekdoten oder Metaphern aus Naturwissenschaft, Technik und anderen Wissensbereichen mit den Belastungs-Geschichten assoziiert werden, als wollte man sagen: Die Struktur deiner Situation ähnelt der, die uns in dieser Geschichte oder Metapher als hilfreich begegnet – könnte es also sein, dass in deiner Situation etwas Ähnliches gilt, wie hier? Ganz nebenbei wird hier die Erwartung gesät, dass es Hoffnung, Ressourcen und womöglich Lösungen geben kann, weil es sie auch in anderen Situationen gibt, die strukturelle Ähnlichkeiten aufweisen.

Ziel ist es, eine unwillkürliche Suche nach Deutungs- und Handlungsmöglichkeiten zu initiieren.

Natürlich können auch Märchen, Fabeln, Sagen oder Geschichten aus der Bibel eingesetzt werden, um den Klienten zu stimulieren, unwillkürlich neue Deutungen und Handlungsoptionen zu suchen.

Die Beschäftigung mit Figuren wie Schneewittchen, Rumpelstilzchen oder Bileam aus dem Alten Testament kann Kindern und Jugendlichen Entdeckungen zur Deutung der eigenen Lebensgeschichte ermöglichen. Beispielhaft haben wir einige Geschichten aufgenommen, die diese Arbeitsweise anschaulich machen.

Für einen guten Umgang mit den Herausforderungen des Lebens wird keine logische, sondern nur eine gefühlte Plausibilität benötigt, eine Stimmigkeit der Selbstkommunikation und des daraus resultierenden Erlebens. Ohnehin organisiert der Geist in uns unser Leben in Träumen und Geschichten. Hier bieten therapeutische Geschichten grenzenlose Möglichkeiten, Belastungen in einer Parallelwelt zur bisherigen Wirklichkeit gefühlt aufzulösen und das, was sich dabei bewährt, ins Erleben unserer vermeintlich eigentlichen Welt zu übernehmen.

Der Weg der Heilung

Die hier vorgestellten Geschichten stehen in der Tradition der Erickson'schen Hypnotherapie. Sie sind inspiriert von unseren biografischen und professionellen Erfahrungen in den Bereichen von heilpraktischer Arbeit, Klinikseelsorge, Hypnotherapie, Systemischer Beratung und Therapie, Coaching und Heilpädagogik. Sie können im Rahmen psychotherapeutischer Arbeit zur Auflösung traumatischer Belastungen zur Anwendung kommen. Natürlich können sie auch in anderen Kontexten erzählt werden und dort dazu beitragen, traumatische Reaktionen zu reduzieren.

Verletzung geschieht in Beziehungen, und Heilung geschieht in Beziehungen. Sie gelingt, wenn der Augenblick, der der Heilung gewidmet ist, gegenüber dem Problem, das bislang dauerhaft war, als vorrangig erlebt wird.

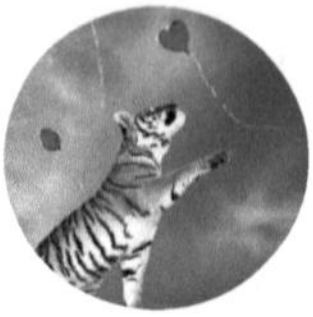

I Traumaprävention

Situationen mit traumatischem Potenzial lassen sich zuweilen schon vorhersehen. Das schon erwähnte Vorgehen des Neuropsychiaters Boris Cyrulnik mit französischen Soldaten in Afghanistan bildet eine präventive Maßnahme auf der Basis einer solchen Voraussicht. Auch ob eine bestimmte Person durch ein Ereignis leicht oder weniger leicht traumatisiert werden kann, lässt sich zu einem gewissen Grad im Voraus einschätzen, wenn man weiß, welche Erfahrungen von Verlust, Ausgeschlossensein und Bedrohung diese Person in ihrer Kindheit und insgesamt im Leben gemacht hat – oder wenn man weiß, welche Eindrücke bisher regelmäßig Stressreaktionen ausgelöst haben.

Zuweilen kommen Menschen in die Beratung oder Therapie mit dem Wunsch, die Angst vor einem unabwendbar bevorstehenden Ereignis besser zu bewältigen. Das kann ein sich abzeichnender Todesfall oder eine anstehende medizinische Behandlung sein, es könnte sich aber auch um eine wichtige Prüfung handeln. In solchen Fällen kann es darum gehen, einer Traumatisierung oder Retraumatisierung vorzubeugen beziehungsweise, positiv gesprochen, die Fähigkeit des Klienten, der Belastung standzuhalten und sich anschließend zu regenerieren (also die Resilienz des Klienten im Umgang mit diesem Ereignis) zu erhöhen.

Gelegentlich kommen Klienten sehr kurz nach einem schwer belastenden Ereignis in die Beratung, wenn noch nicht absehbar ist, wie sie es mittelfristig bearbeiten werden. Man könnte hier von traumatherapeutischer Frühversorgung sprechen. In einer solchen Situation sind oft die gleichen Geschichten nützlich, die auch bei der Prävention traumatischer Reaktionen eingesetzt werden können.

Die folgenden Geschichten sind besonders für Situationen gedacht, in denen eine mögliche Belastungsreaktion bereits im Entstehen abgebaut werden soll. Natürlich können sie auch zu einem späteren Zeitpunkt eingesetzt werden.

Selber atmen

Abhängigkeit, Ablösung, Angst, Depression, Flucht (Migration), Gewalt, Selbständigkeit (Selbstvertrauen, Selbstwirksamkeit), Sucht, Suizidalität, Trennung, Trauer

„Einmal hat es bei uns auf der Intensivstation gebrannt“, erzählte mir eine Krankenschwester. „Wir mussten alle Patienten evakuieren. Die meisten beatmungspflichtigen Patienten waren an mobilen Geräten angeschlossen, aber eine Patientin hing an einem Beatmungsgerät, das in der Wand verankert war. Die Frau war bei Bewusstsein, also sprach ich sie an: ‚Wir gehen jetzt hier raus. Ich mache die Beatmungsschläuche ab. Sie müssen jetzt selber atmen.‘ Ich zog die Schläuche heraus, und wir schoben das Bett aus der Station. Drei Minuten später waren wir auf einer anderen Station mit Beatmungsmöglichkeit. Wir wollten die Frau wieder anschließen, aber das brauchten wir nicht mehr. Die Frau atmete in vollen Zügen.“

„Das war aber ganz schön hart gegenüber der Patientin“, äußerte ich zu der Schwester, die mir diese Episode erzählte. „Es gab da keine Wahl“, erwiderte sie. Keine Wahl zu haben heißt aber nicht, dass alles aus ist. Das Leben nach der Katastrophe muss nicht katastrophal weitergehen; es muss auch nicht enden. Manchmal geht es undramatisch weiter, und manchmal gibt es eine Wende zum Guten. Die Geschichte kann Menschen erzählt werden, die keine Zukunft sehen – wenn wir die Chance sehen, dass es sich auch gut entwickeln kann.

Geheimnisvolle Fremde

Angst, Autismusspektrum-Störung, Selbstbild, Ungewissheit, Vertrauen, Zuversicht

Ob ihr es glaubt oder nicht, aber genauso war es. Ich saß im Hotelfrühstücksraum bei einem Kaffee. Da setzte sich jemand mir gegenüber an den Tisch. Ich kannte mein Gegenüber nicht und es sprach mich an: „Ich bin ein Alien, auch wenn man es mir nicht ansieht; ich komme in friedlicher Mission und suche die Menschen zu verstehen. Ehrlich gesagt, ich verstehe euch nicht. Wenn ich auf meinen Planeten zurückkomme und nicht erklären kann, wie der Mensch funktioniert, muss ich in die kryptonische Verbannung. Helfen Sie mir, ich bin total überfordert. Ich bekomme Panik."

„Ja, ich weiß nicht, ob ich Ihnen helfen kann. Sehen Sie, Ihr Problem ist manchmal auch meines und, soweit ich das beurteilen kann, ist es das von vielen, vermutlich sogar von allen Menschen. Doch es gibt vielleicht einen ‚Zauberspruch', damit Sie nicht verzweifeln müssen. Er ist für alle hilfreich, welche die Menschen nicht verstehen." Der Alien und ich zogen gemeinsam in die Stadt.

„Ich erkläre Ihnen jeden Schritt, jede Handbewegung, welche Sie machen müssen. Ich werde beschreiben, wie Sie es am besten tun und Sie werden bemerken, dass es manchmal Probleme unter den ‚Fremden' geben kann. Auch die Reaktionen der ‚Fremden' werde ich einfach kommentieren, ohne zu werten. Der eine regt sich auf, das ist normal, das machen diese Menschen. Der andere verzieht keine Miene, auch das ist normal, das machen Menschen. Der dritte schaut um sich, der schimpft, der hustet. ‚Fremde' schauen Sie an, zeigen auf Sie, sprechen mit Ihnen, das ist normal."

Nach einem anstrengenden Tag saßen wir im Hotel. „Ich glaube, ich werde nicht in die kryptonische Verbannung gehen müssen. Ich weiß den Zauberspruch!", meinte der Alien. „Ich habe ihn oft gehört: ‚Das ist normal, Menschen tun das'."

Speziell Menschen, welche an Autismusspektrum-Störungen leiden, können sich nicht einfach an ihrer Umwelt orientieren. Auch wenn wir unsicher sind, Übergänge von einer Welt in die andere betrachten, kann die Angst uns packen. Das fortwährende Beschreiben der Situation schafft Klarheit und weckt Vertrauen.

Benennen können

Abhängigkeit, Hilflosigkeit (Opfer- und Täterkonstrukte), Gefangenschaft, Gewalt, Missbrauch, Ungewissheit, Verzweiflung, Wut

Für die Teilnehmer einer Fortbildung habe ich das Märchen „Rumpelstilzchen" erzählt. „Eine furchtbare Geschichte", fasste jemand das Märchen zusammen, „eine Müllerstochter muss wegen des Vaters beim König Gold spinnen. Sie wird von ihm dreimal unter Todesdrohungen eingesperrt, damit sie Stroh zu Gold spinnt. Nur mit Hilfe eines zauberischen Männleins schafft sie die Aufgaben und rettet ihr Leben. Doch der Preis der Hilfe ist hoch. Denn beim dritten Mal muss sie, sollte sie als Königin den Namen des Männleins nicht erraten, mit ihrem ersten Kind bezahlen. Wie kann die Müllerstochter in diesen dramatischen Situationen überhaupt bestehen?" Ein anderer Teilnehmer wollte wissen, „wer im Märchen der Gute und wer der Böse ist?" Wir diskutierten lange und kamen trotzdem auf keine befriedigende Antwort. „Das Wichtigste war wahrscheinlich, dass sie dem Ding, also dem Männchen, einen Namen geben konnte", meinte jemand beim Hinausgehen, „und einen Diener hatte, wer auch immer das gewesen sein mag."

Viele erleben große Verunsicherung nach belastenden Situationen und können nicht darüber reden. Andere fragen nach einer

Moral und finden keine Antwort. Das Märchen „Rumpelstilzchen“ gibt diesbezüglich keine Auskunft. Doch die Suche nach einem Namen kann Erlösung bringen. Wird keiner gefunden, „Rumpelstilzchen“ passt meistens.

Igelstachelumstülphülle

Aggression, Konflikt, Mobbing, Verfolgung, Wut

Tom war zehn. Er hatte viel zu kämpfen – mit seinen Klassenkameraden, die ihn hänselten und mit seinen Eltern, die streng und manchmal ungerecht zu ihm waren. „Weißt du“, erzählte er, „ich habe eine besondere Haut, eine Hülle um mich herum. Darin verstecke ich Igelstacheln und wenn andere kommen und mich ärgern wollen, dann kann ich die Haut umstülpen, und die Stacheln kommen aus ihrer Schutzhülle – wie diese Lutscher, die man in ein kleines Plastikrohr schieben kann, wenn man sie gerade nicht haben will – und wehren alles ab. Ich stelle mir dann vor, dass sie die blöden Sachen, die die anderen sagen, wie Luftballons piksen, und die platzen dann, und auf dem Boden liegen nur kaputte bunte Gummischnipsel. Sieht eigentlich ganz lustig aus. Ja, und wenn ich mir das so vorstelle, dann raste ich auch gar nicht aus, dann kann ich ganz ruhig bleiben und einfach weggehen. Praktisch, so eine Igelstachelumstulphülle, findest du nicht?“

Die Idee einer schützenden, oder, wie in dieser Geschichte, abwehrenden Hülle kann auch zur Prävention genutzt werden. In Zeiten großer seelischer Belastung kann es hilfreich sein, sich eine eigene Schutzhülle zu kreieren, die man je nach Anforderung auch jederzeit umgestalten und anpassen kann. Wichtig ist es dann, sie am Leben zu erhalten, indem man auch in ruhigeren Zeiten mit diesem Bild arbeitet, sodass die Schutzhaut wie von selbst in Aktion tritt, wenn sie gebraucht wird.

Aufs Pferd klettern

Angst, Arbeitslosigkeit, Bindungsangst, Burnout, Flucht (Migration), Krise, Mut, Partnersuche (Single), Vertrauen

Als junges Mädchen waren Pferde meine absoluten Lieblingstiere. Ich habe leidenschaftlich gern Karl May gelesen, Winnetou und Old Shatterhand spielten dabei aber lediglich eine Nebenrolle. Wirklich geliebt habe ich ihre Rappen Iltschi und Hatatitla. Über Monate bettelte ich bei meinen Eltern um wenigstens eine Reitstunde. Und endlich war es soweit: Vor mir stand ein großer hellbrauner Wallach. Er hatte weiche Nüstern, eine wunderschöne Mähne und ziemlich große Hufe. Und er erschien mir sehr, sehr hoch. Wenn ich neben ihm stand, sah ich nichts weiter als sein braunes Fell und den Steigbügel, mit dessen Hilfe ich nun auf seinen Rücken klettern sollte. Mir wurde mulmig. Und je mehr ich darüber nachdachte, dass ich von diesem riesigen Tier herunterfallen könnte, um so ängstlicher wurde ich, außer Hufen und Höhe nahm ich nicht mehr viel wahr. Plötzlich hob mich der Reitlehrer hoch und setzte mich in den Sattel. Eben hatte ich nur den Pferdebauch gesehen, aber nun blickte ich durch die Pferdeohren in die Weite und nach einigen Schritten wichen meine Ängste einer gesunden Vorsicht. Diesen besonderen Moment erlebe ich noch heute, wenn ich auf ein Pferd steige. Es ist ein bisschen, als ob meine Sorgen mit dem weiteren Blick keinen Platz zum Festhalten fänden.

Die Metapher „Aufs Pferd klettern“ kann Menschen helfen, die sich in ihren angstbehafteten Vorstellungen verheddert haben, aus dem Angstkreislauf auszusteigen. Man kann das auch schrittweise angehen, indem man, bildlich gesprochen, zuerst einen Fuß in den Steigbügel stellt, sich hochzieht und vorsichtig über den Sattel hinwegblickt.

Auch ein Kettenkarussell, das erst langsam am Boden mit dem Drehen beginnt, bevor es sich nach und nach aufwärts schraubt, ist ein Sinnbild für die Idee, den Blick von den Belastungen am Boden allmählich zu lösen, um nach neuen Möglichkeiten in der Weite der Landschaft zu suchen.

Knolle im Eimer

Hilflosigkeit, Selbstbild, Selbständigkeit (Selbstvertrauen, Selbstwirksamkeit), Vertrauen

„Ich schaffe das nicht", sagte er, „unmöglich. Ich habe nur noch wenig Reserven und ich glaube, dass meine Fähigkeiten für diese große Aufgabe nicht ausreichen." „Hast du schon mal Kartoffeln im Eimer gezogen?", fragte ich ihn nach einem Moment. Er schüttelte den Kopf und sah mich fragend an. „Das ist ziemlich einfach. Du nimmst einen Eimer und füllst unten etwas Erde hinein. Darauf legst du zwei bis drei Kartoffeln, die schon kleine Keimlinge haben. Die bedeckst du mit Erde." „Und dann?", fragte er. „Dann wartest du und tust nichts, außer ab und an gießen. Wenn dann das Kartoffelkraut wächst, bedeckst du das wieder mit Erde und wartest auf die nächsten grünen Triebe, die du wieder mit Erde bedeckst, bis der Eimer voll ist. Dann lässt du das Kraut einfach wachsen und sorgst nur für eine gute Bewässerung. Im Herbst kippst du den Eimer um und erntest haufenweise Kartoffeln. Die sind zwar nicht so groß wie ihre Kollegen auf den Feldern, weil ihnen die Breite zum Knollenausbilden fehlt. Dafür hast du viele Kartöffelchen, die sich in den unterschiedlichen Stockwerken im Eimer gebildet haben. Perfekt für Pellkartoffeln mit Quark, klein aber oho!"

Die Kartoffelmetapher zeigt, dass es nicht immer auf große, umfangreiche Ressourcen oder Lösungsideen ankommt. Auch vielfältige kleine Schritte können zum Ziel führen. Entscheidend für das Entstehen von Nahrung, oder im übertragenen Sinne eben auch Ressourcen und Lösungen, ist hier nicht die Größe des zur

Verfügung stehenden Platzes, sondern die Tatsache, dass die Kartoffel die Eigenschaft besitzt, sich wunderbar an veränderte Umgebungsbedingungen anzupassen und sogar Vorteile daraus zu ziehen. In der Traumabearbeitung kann die Geschichte genutzt werden, um zu verdeutlichen, dass große Erfolge auch mit kleinen Schritten und etwas Geduld erreicht werden können.

Mülltonnen rausbringen

Trauer, Trennung, Verantwortung, Selbstbild, Selbständigkeit (Selbstvertrauen, Selbstwirksamkeit), Vertrauen

Nach der Trennung von meinem Mann musste ich vieles neu lernen. Die Kindererziehung teilten wir zwar, aber jetzt hatte ich die ganze Verantwortung für mich und mein Leben allein zu tragen. Es dauerte Jahre, bis ich mit mir und allem anderen wieder im Reinen war. Erstaunlicherweise war es eine simple Alltagshandlung, die schließlich in mir den Stolz weckte, nun ganz und gar auf eigenen Füßen zu stehen: Wenn ich abends eine Mülltonne zum Leeren an die Straße rollte, überkam mich ein Gefühl von Zufriedenheit und Selbstbestimmung. Ich habe keine Ahnung, was genau das ausgelöst hat. Aber noch heute, viele Jahre später, denke ich beim Mülltonnen-Rollen regelmäßig, dass ich mein Leben gut im Griff habe. Wenn in meiner Familie einer den anderen klarmachen will, dass er die Dinge schon selbst hinkriegt, dann sagt er grinsend: „Pff … ich kann meine Mülltonne auch allein rausbringen."

Wenn wir in neue, ungewohnte und schwierige Lebenssituationen geworfen werden, verstellt sich uns häufig der Blick für die positiven Dinge, die im Kielwasser der Veränderungen auftauchen können. Und manchmal findet sich ein Kleinod in ganz profanen Erlebnissen, wie beim „Mülltonnen rausbringen".

Der Bühnenregisseur

Angst (Angst vor der Angst, generalisierte Angststörung), Erinnerungen (belastende), Konflikt, Phobie, Scham, Schuld

Vor ein paar Jahren habe ich in einem Amateurtheater mitgespielt. Das hat sehr viel Spaß gemacht und ich habe eine ganze Menge dabei gelernt. Es war mir früher nicht klar, wie wichtig die richtige Position der Schauspieler oder der Requisiten auf der Bühne in bestimmten Situationen sein kann. Unsere Regisseurin prüfte regelmäßig die Wirkung, die eine bestimmte Konstellation auf die Zuschauer haben könnte und schob uns manchmal eine Weile auf den Brettern hin und her, bis sie das stimmige Gefühl hatte, dass Aussage und Wirkung zusammenpassten. Nach diesem Erlebnis habe ich für mich einen eigenen inneren Regisseur ins Leben gerufen. Der schaut sich an, welche Wirkung meine Gedanken und Gefühle auf mein Befinden jeweils haben. Wenn welche dabei sind, die eine größere Belastung erzeugen, wenn die Sorgen zu groß und die Ängste zu übermächtig werden, dann tritt er in Aktion. Wir bauen dann gemeinsam eine innere Bühne auf. Ich gebe meinen Ängsten eine Gestalt, eine Stimme und einen Platz und dann tobt sich mein Bühnenregisseur aus: Er verschiebt sie von hinten nach vorne, von links nach rechts, mal näher ran, mal weiter weg. Er macht sie dicker, dünner, größer oder kleiner. Sie sprechen mal laut, mal leise, mal im Dialekt, manchmal deklamierend, manchmal in Reimen und manchmal singen sie auch. Er setzt ihnen schräge Hüte auf, er hüllt sie in Clownskostüme oder in ein TuTu und lässt sie auf Zehenspitzen tanzen. Kurz, er verändert sie in jeder denkbaren Art und Weise und fragt mich zwischendurch, wie es mir damit geht. Es dauert nie lange, dann lässt die Intensität der Angstgefühle nach und manche seiner Inszenierungen bringen mich sogar zum Kichern. Ich stelle dann jedes Mal fest, dass dieser innere Helfer eine meiner besten Erfindungen war.

Erleben wird immer autonom von innen erzeugt. Dies mache ich mir in meinem Alltag regelmäßig zu Nutze, indem ich durch das bewusste Imaginieren von hilfreichen Bildern meinen Belastungen die Schärfe und die Spitze nehme. Bei einem angstbehafteten Thema ist das besonders hilfreich, da Ängste sich auf ein in der Zukunft liegendes, befürchtetes und mögliches Erleben beziehen, welches ja noch in keiner Weise stattgefunden haben kann. Durch trickfilmähnliche Veränderungen verändert sich die Wirkung dieser Vorstellungen auf mein gerade bewusstes Erleben erheblich und verhilft mir zu einem stärkeren Erleben von Kompetenz und Sicherheit.

Ich komme später nach

Amputation, Flucht, Krebs, Krieg, Medizinischer Eingriff (OP), Trauer

Eine Frau sagte zum Therapeuten: „Ich habe Brustkrebs. In zwei Wochen wird meine Brust amputiert. Gibt es etwas, was ich tun kann, um mich auf die Operation vorzubereiten?" Der Therapeut erwiderte: „Sie können mit Ihrer Brust reden und ihr sagen: „Ich habe dich lieb und möchte dich gerne behalten. Eines Tages werden wir sterben. Wenn ich den Tumor wachsen lasse, sind wir beide bald drüben. Wenn ich die Amputation erlaube, darf wenigstens ich noch für eine ganze Weile hierbleiben. Ich umarme dich, liebe Brust, und muss doch für eine Zeit lang Abschied nehmen. Ich muss dich auf dem Weg in den Himmel vorausschicken. Warte du dort auf mich. Ich komme später nach, und dann gehen wir gemeinsam weiter. Was sagt Ihre Brust dazu?" „Sie will, dass es mir gut geht. Sie umarmt mich auch und sagt, sie ist einverstanden."

Die Geschichte lässt sich, situativ angepasst, bei Amputationen und anderen medizinischen Eingriffen verwenden, die mit dem Verlust von Körperfunktionen verbunden sind. Sie kann auch eingesetzt werden, wo Menschen, um sich selbst zu retten, Abschied von anderen, von der Heimat oder von finanzieller Sicherheit nehmen müssen.

Equilibrium, das Spiel mit dem Dreieck

Abgrenzung, Konflikt, Krieg, Selbstbild, Selbständigkeit (Selbstvertrauen, Selbstwirksamkeit), Übergriff

Ich stelle mir ein Dreieck vor, aus leichtem Holz gefertigt und handtellergroß. Ich balanciere das Dreieck mit meinem Finger, suche das Gleichgewicht. Mir gefällt die Mischung zwischen der Starre des Dreiecks und der Beweglichkeit des Suchens. „Wo ist der Punkt, bei welchem das Dreieck im Gleichgewicht ist?" Wenn ich mit meinem Finger genau die Mitte finde. Manchmal bin ich dabei so genau, dass ich das Dreieck sogar auf einer Bleistiftspitze balancieren kann. Wenn ich einzelne Spitzen mit Büroklammern beschwere, geht die Suche nach dem Gleichgewicht von neuem los.

„Wie halte ich das Dreieck, damit es nicht fällt?" Suchend verlasse ich den alten Standpunkt. Ich finde die Balance wieder, bis eine andere Spitze belastet wird. Wieder taste ich mich zum Equilibrium. Schließe ich die Augen, gelingt das Suchen besser. Die Mitte ist kein statischer Punkt. Sie entsteht aus der Gewichtung der Spitzen. Manchmal fällt mir das Spiel auf den Boden, falsches Equilibrium gefunden. Sportlich sein, bücken und wieder nach dem Equilibrium suchen. Das Spiel engagiert mich, stille Freude, Entspannung und Ruhe winken – finde ich das Equilibrium wieder.

Ich bin oft mit kriegstraumatisierten Eltern im Gespräch. Ihre Kinder sind meine Schüler. Solche Gespräche können belastend sein für die Eltern und für mich. Das Spiel mit einem imaginären Dreieck ist eine angenehme Vorstellung. Im Gespräch suche ich ernsthaft, achtsam und wohlwollend das Equilibrium. Man darf den Ecken auch die Namen, Opfer, Täter und Retter geben. (Zum Dramadreieck siehe Karpman 1968, Schlegel 2002, 44 f.).

Uhrvertrauen

Angst (Verlustangst), Amputation, Medizinischer Eingriff (OP), Trauer, Vertrauen, Verzweiflung, Zwang (Perfektion)

Ein Mann hatte eine Uhr erfunden. Das Besondere an dieser Uhr war, dass sie alle zwei Stunden stehen blieb. Über diese perfekte Erfindung war er so stolz, dass er sie stets mit sich herumtrug. Denn sie konnte gehen, und sie konnte auch wieder stehen bleiben.

Jedoch eines Tages, als er nach einer seiner langen Wanderungen nach Hause zurückkehrte, bemerkte er das Fehlen der Uhr. Verzweifelt klagte er sein Leid allen Menschen, denen er begegnete. Er fühlte sich ohne diese Uhr wie amputiert. Der Verlust schmerzte ihn so stark, als hätte er ein Bein verloren. In seinem Suchen und dem fortwährenden Gedankenkreisen geriet er in eine tiefe, ihn schwächende Unruhe. Deshalb vertraute er sich nach langem Zögern einem Spezialisten für Uhren an.

Im Gespräch mit diesem Spezialisten entdeckte der Mann, dass nicht der Verlust der Uhr, sondern sein Umgang damit ihn unruhig machte. Zudem entdeckte er, dass das, was diese Uhr so besonders machte, auch ihn ganz besonders machen konnte: Die Fähigkeit, wieder und wieder von der Unruhe ins Stehenbleiben zu wechseln.

Es gab einmal eine Zeit, in welcher ihm seine Uhr lebenswichtig erschien. Damals schien ohne sie nichts zu gehen. Heute weiß er: „Ich besitze die besondere Fähigkeit, stehen bleiben zu können. Und so kann ich darauf vertrauen, mein Leben auch ohne die abhanden gekommene Uhr zu meistern. Ich habe mein U(h)r-Vertrauen in diese Fähigkeit entdeckt.“

„I han en uhr erfunde
Wo geng nach zwone stunde
Blybt stah“

Schweizer Mundartlied von Mani Matter (freie Übersetzung aus dem Schweizerdeutschen: „Ich habe eine Uhr erfunden, die immer nach zwei Stunden stehen bleibt.“)

In der ersten Zeit eines Verlustes ist es nur natürlich, dass ein Leben ohne den Verlust des Menschen, der Liebe, des Organes, des Körperteiles u. a.m. kaum denkbar scheint. Für das Umdenken und das Wiederfinden des Vertrauens, hat die Re-Orientierung auf die eigenen Ressourcen einen hohen Stellenwert.

STOPP

Abgrenzung, Konflikt, Selbstbild (Selbstvertrauen), Vertrauen

Sie hatte es endgültig satt, sich stets ungefragt sagen zu lassen, was für sie gut sei und was sie zu tun habe. Solche Übergriffe empfand sie als entwürdigend. Sie machten sie wütend. Gleichwohl schaffte sie es nicht, diesem Treiben ein Ende zu setzen.

Es konnte kein Zufall sein, dass sie beim Stöbern im Internet auf einen Selbstverteidigungskurs stieß. Ja, Selbstverteidigung! Der Wunsch, sich verteidigen zu können, war längst in ihr gewachsen. Als sei dieser Kurs extra für sie ausgeschrieben worden, bot sich hier DIE Lösung an. Das Angebot entsprach ihr voll und ganz: Grenzen erkennen und kommunizieren, Selbstsicherheit und Vertrauen in die eigenen Fähigkeiten gewinnen und, last but not least, sich seiner Körperreaktionen bewusst zu werden und danach zu handeln.

Bereits am ersten Kurstag lernte sie mit einer eindeutigen Handbewegung und mit Nachdruck STOPP zu sagen. Es war ein markantes, deutliches und selbstsicheres STOPP zu Interventionen anderer, die sie schwächten. Gleichzeitig war es ein JA für sich selbst und ihre Unversehrtheit. Für diese Übungen stand ihr ein Sparringspartner zur Seite, welcher sie jeweils verbal und körperlich angreifen musste. Bei diesen Angriffen fühlte sie, wie die über Jahre aufgestaute Wut heiß in ihr emporstieg. Der Sparringspartner bekam sie jeweils deutlich zu spüren. Dabei lernte sie nach und nach ihre Grenzen kennen und den Körpergefühlen sowie ihren Emotionen Ausdruck zu verleihen. Sie schaffte es, ihnen eine Stimme zu verleihen und sich mit einem inneren Feuer zunehmend selbstsicher zu fühlen und mit Nachdruck für sich selbst einzusetzen.

Am letzten Kurstag wurde mit der ganzen Ausbildungsgruppe in einer Zeremonie der Erfolg der wieder- oder neuerlangten Selbstsicherheit gefeiert. Zu diesem Anlass brachten alle Absolventen einen Gegenstand mit, der sie in brenzligen Situationen an ihre unbändige Kraft erinnern sollte, die sie während den Übungen leben konnten. Der markante, leicht bombierte und mit speziellen Zeichen verzierte Ring, den sie für sich sehr sorgfältig ausgewählt hatte, wurde anlässlich dieser Zeremonie mit einem lauten, gemeinsam ausgerufenen STOPP eingeweiht. So trug sie ihn von nun an eine lange Zeit am rechten Ringfinger. Allein die Berührung zu spüren, hielt das damals erfahrene, kraftspendende Feuer am Brennen. Doch mittlerweile hat der Ring einen Ehrenplatz in einer samtenen Schatulle gefunden. Sie braucht ihn nicht mehr zu tragen. Das Gefühl der inneren Freiheit und der Selbstbestimmung ist auch ohne ihn jederzeit wieder abrufbar. Und die unerwünschten Ratgeberinnen und Ratgeber von damals scheinen sich in Luft aufgelöst zu haben.

Die eigenen Grenzen kennen- und vertreten lernen und dabei selbstsicherer werden, ist als Traumaprophylaxe von unschätzbarem Wert (Die Axt im Hause erspart den Zimmermann). Sollte es im „echten“ Leben dann wieder mal zu „ruckeln“ beginnen, wird gleichwohl eine Basis vorhanden sein, auf welche sich bauen lässt. Dabei kann ein symbolischer Gegenstand, zur Erinnerung an konkrete und vorhandene Ressourcen, einen wertvollen, verstärkenden Dienst leisten.

Die Sandbienenburg

Angst, Entwicklung, Familie, Freundschaft, Konflikt, Phobie

In unserem Garten hatten wir einen riesigen Sandkasten, selbst gebaut, mit einer hohen Bretterwand rundum, sodass viel Sand reinpasste und die Kinder Höhlen und Tunnel bauen konnten. Der Rand war breit genug, um darauf Kuchen zu backen oder auch mit einer Kaffeetasse zu sitzen, und den Kindern zuzuschauen. Einmal, im Frühjahr, kamen sie schreiend angerannt, weil im Sandkasten so viele Bienen wären. Vor lauter Angst, gestochen zu werden, wollten sie partout nicht mehr dort spielen. Ich schaute nach: Es war tatsächlich so, dass viel Gebrumme und Gesumme in der Luft lag und eine unübersehbare Anzahl von Bienen in und um den Kasten schwirrten. „Kein Problem", sagte ich zu den beiden, „ich rufe bei der Feuerwehr an, die sollen die Viecher wegschaffen." Die Feuerwehr verwies mich an den örtlichen Imker. Der erklärte mir in aller Ruhe, dass Bienen – wie übrigens auch Wespen – unter Naturschutz stünden und er mir nicht helfen könnte. Ich war ziemlich sauer. Die Vorstellung, den Sandkasten als Spielplatz im eigenen Garten nun den ganzen Sommer über nicht nutzen zu können, fand ich wenig erbaulich. Das machte ich dem Imker auch klar. „Das kann ich schon verstehen", antwortete er. „Aber wissen Sie, Bienen sind überhaupt nicht angriffslustig, wenn man sie in Ruhe lässt und Ihre sind mit Sicherheit Sandbienen. Das ist ein sehr friedliches Volk, sehr selten, sehr hübsch anzusehen und im Herbst verschwinden sie auch wieder. Warum setzen Sie sich nicht mit den Kindern an den Sandkasten und schauen den Bienen zu? Das ist für sie alle bestimmt interessant." Gar keine schlechte Idee, dachte ich, und meine beiden waren nach kürzester Zeit richtig begeistert von „unseren" Bienen. Die sahen tatsächlich wunderhübsch aus, klein, braun-gelb und irgendwie puschelig. Das Ende vom Lied – und dem Sommer – war, dass ich häufig eine ganze Meute von Kindern im Garten hatte. Meine Tochter und mein Sohn wurden nicht müde, ihre Freunde und Klassenkameraden zum Bienenbeobachten zu uns einzuladen. Mit der Zeit gewöhnten sich Kinder, Eltern und Bienen daran, gemeinsam Burgen zu bauen – jeder in seiner Ecke.

Diese Geschichte lässt sich gut im Bereich der Traumprävention nutzen. Mit ihr wird deutlich, dass das, wovor wir vielleicht ganz automatisch Angst haben und wogegen wir teilweise unbegründete Befürchtungen entwickeln, durch einen anderen Blick und andere Informationen zu etwas Fröhlichem, Gemeinschaftlichen hin verändert werden kann.

Tetris spielen

Abreaktion, Aggression, Angst, Konflikt, Wut

Vielleicht kennst du das Computerspiel Tetris? Da fallen lauter unterschiedliche Bauklötze von oben den Bildschirm herunter und man muss sie, während sie fallen, so drehen und sortieren, dass unten eine zusammenhängende Fläche entsteht. Es kommt also darauf an, die Spielfläche möglichst gut auszunutzen und keine Lücken entstehen zu lassen. Den Ausdruck „Tetris spielen", benutzen wir in unserer Familie, wenn etwas gut gestapelt und ordentlich aufgeräumt werden soll. Neulich ist meine Tochter umgezogen, wir mussten ihre ganze Habe in einen kleinen Hänger laden. Das ging nur, weil mein Sohn mit ihrem Zeug Tetris gespielt und so lange so geschickt gestapelt hat, bis alles reinpasste. Er hat inzwischen einen guten Blick für Möglichkeiten. Vielleicht könntest du mit deinen Sorgen und Ängsten auch Tetris spielen? Stell dir vor, du räumst sie alle ordentlich in eine Schublade. Schau mal, wie viele du reinkriegst, wenn du jedem einzelnen Problem eine passende Form gibst. Manche sind vielleicht dick und groß, andere lang und wieder andere klein, rund und knubbelig. Und je nachdem, wie du sie in der Schublade sortierst, passen mehr oder weniger hinein, wahrscheinlich kriegst du sie mit der Tetris-Methode alle unter. Dann kannst du die Schublade zumachen und, wenn du magst, auch abschließen. Da sind dann alle Sorgen gut aufgehoben. Und immer dann, wenn du dich gut genug fühlst, um dich mit ihnen zu beschäftigen, schließt du die Schublade auf und schaust sie dir an. Wer weiß, am Ende brauchen sie dann gar nicht mehr so viel Platz, wie du ursprünglich mal gedacht hast …

Die Gegenstände von Ängsten liegen ja bekanntlich in der Zukunft, niemand hat Angst vor etwas, was in der Vergangenheit war. Und da wir uns diese mögliche Zukunft bildlich vorstellen, können diese Bilder von allein bedrohliche Ausmaße annehmen, die meist nur noch wenig Bezug zur Realität haben. Indem wir Kinder einladen, mit ihren Ängsten Tetris zu spielen und sie in einen kleinen Raum wie eine Schublade, Kiste oder Kommode einzusortieren, können diese Bilder in ihrer Größe und Bedrohlichkeit automatisch verkleinert werden, sodass sie etwas von ihrer Kraft verlieren.

Ridiculus

Aggression, Angst (generalisierte Angststörung), Konflikt, Phobie, Scham, Schuld/Schuldgefühl, Wut

Ich bin ein begeisterter Fantasyleser, und meinen Sohn habe ich mit einer kleinen Erpressung zur Leseratte gemacht: Er durfte erst in den Harry-Potter-Kinofilm, als er das Buch dazu gelesen hatte. Selbstverständlich las ich dann auch die gesamte Potter-Reihe. Und zwar mit ausgesprochen großem Vergnügen. Ich hätte mir allerdings nicht träumen lassen, dass die Zauberwelt mich in ganz realen Situationen unterstützen könnte. Ich habe ganz zufällig entdeckt, dass die Zaubersprüche nämlich auch ohne eigene magische Fähigkeiten ihre Wirkung entfalten. Wenn ich in schwierigen Situationen stecke, auf jemanden wütend bin oder Angst habe, wenn ich mit mir selbst hadere und mich mit Selbstvorwürfen überhäufe, nutze ich meinen Lieblingszauberspruch. Ich sage laut:

„Ridiculus“ und schwinge einen imaginären Zauberstab (der im Übrigen ein Haar vom Schweif eines Pferdes enthält). Danach verwandeln sich meine inneren, angstbehafteten Bilder unweigerlich ins Lächerliche. Natürlich sind meine Probleme damit nicht gelöst, aber ich gehe viel gelöster mit ihnen um.

Der „Ridiculus-Zauberspruch“ in Harry Potter sorgt dafür, dass ein Irrwicht, ein Wesen, welches die eigene Angst verkörpert, sich in etwas ganz und gar Albernes verwandelt, sodass die Angst sich in Gelächter auflöst. Der Zauberer muss dazu die Fähigkeit besitzen, sich etwas Albernes auch vorstellen zu können. Diese Fähigkeit besitzen wir alle, wir müssen nur ein wenig üben, sie anzuwenden. Diese Geschichte soll dazu beitragen, uns immer wieder dazu zu ermuntern, das Lächerliche, Alberne und Absurde in belastenden Situationen erkennen zu können.

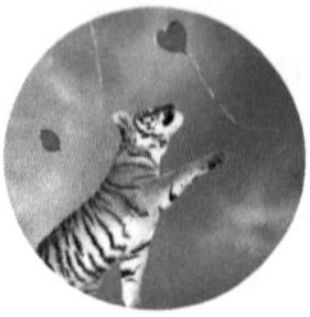

2 Die Starre lösen

Wenn ein Mensch eine potenziell traumatisierende Situation durchlebt, kann die emotionale Belastung überwältigend groß sein. Um die emotionale Belastung zu regulieren, reagiert der Organismus mit Dissoziation, die meist mit einem Erleben von Starre und Betäubung (zuweilen auch Ablenkung durch Angriffslust, exzessivem Träumen, übermäßig guter Laune oder Hyperaktivität) einhergeht.

Wenn ein Mensch etwas wahrnimmt, was ihn bewusst oder unbewusst an das traumatische Erleben erinnert, wird dieser Überlastungsschutz oft unwillkürlich reaktiviert. Bei der Begleitung traumatisierter Menschen wird es darum gehen, gleichzeitig die Starre und Betäubung zu lösen, in der sie sich akut oder chronisch befinden und die Gefühle, die sie aufwühlen, wenn diese Starre und Betäubung sich löst, regulierbar zu machen. Die folgenden Geschichten können dazu beitragen, diesen Weg auf eine Weise zu beschreiten, dass die Klienten es wagen, ihn mitzugehen.

Barbarossa

Aggression, Angst, Arbeitslosigkeit, Betäubung, Depression, Dissoziation, Schmerz, Trauer, Verspannung

Der Krieg ist vorbei, lange vorbei. Und wenn der Krieg vorbei ist, dann ist es gut, die Rüstung abzulegen. Manche denken ja, mit Rüstung ist immer besser als ohne Rüstung. Das stimmt so nicht.

Vor vielen Jahrhunderten lebte Kaiser Friedrich II., den alle Barbarossa nannten, wegen seines roten Bartes. Er führte einen Kreuzzug nach Jerusalem, gewann viele Schlachten und machte sich siegreich auf den Heimweg. Wenn er auf seinem kaiserlichen Ross daherritt, trug er immer seine Rüstung. Als er einmal einen Fluss durchquerte, glitt sein Pferd aus, er fiel in den Fluss, und weil seine Rüstung so schwer war, geschah es, dass er ertrank.

Weil es in Friedenszeiten sicherer ist, ohne Harnisch unterwegs zu sein, ist es gut, die Rüstung abzulegen. Stell dir vor, wie jedes Teil aussieht, wenn du den Helm vor dir auf den Boden legst: Den Brustpanzer ... den Rückenpanzer ... den Bauchpanzer ... den Schutz für beide Hände ... für die Unterarme ... für die Oberarme ... die Schulterstücke ... den Hüftschutz ... die Teile für die Oberschenkel, Knie, Unterschenkel, die Fußstücke ... und wenn der ganze Panzer abgelegt ist, dann ist da noch das Kettenhemd ... vielleicht noch eine Ledergarnitur, und was auch immer sonst zum Schutz vor Pfeilen und Beilen, Spießen, Lanzen und Ähnlichem gedacht sein kann. Und wenn du alles abgelegt hast, dann stell dir vor, wie du all den Schmutz der früheren Kämpfe und Reisen von dir abwäscht und ein Gewand anziehst, aus glänzendem Samt und zarter Seide.

Natürlich kann die Rüstung auch einem Waffenknecht übergeben werden, der sie verwahrt oder in ein Museum bringt. Die Geschichte, die im zweiten Teil pantomimisch ausgestaltet werden kann, setze ich ein, um Menschen einzuladen, aus Belastungserlebnissen resultierende körperliche und psychische Schutzhaltungen, Erstarrungen und Verspannungen aufzulösen.

Glückliches Leben

Burnout, Schmerz, Betäubung, Trauer, Verspannung, Wut

Ich hatte starke Schulterschmerzen und ging damit zur Körpertherapeutin. „Setzen Sie sich bitte. Was wollen sie?" Etwas überrascht antworte ich scherzhaft: „Ich möchte ein besseres Leben!" „Ja", meinte sie, „es ist gut, dass sie etwas wollen. Einige meiner Klienten möchten zur Ruhe kommen. Andere wollen keine Verspannungen mehr oder möchten ihr Essproblem in den Griff bekommen, andere schmerzfreie Schultern. Jeder will etwas verändern – das ist in Ordnung. Doch als erstes: Setzen Sie sich bitte mit beiden Gesäßhälften auf den Stuhl." „Ist das alles?" „Ja, vorerst schon."

Sie zeigte mir Übungen, wie ich mich auf einen Stuhl setzen kann. Es tat mir so gut … Mir wurde dabei klar, worum es ging. Das „bessere Leben" ist das Fernziel. Ich beginne bei mir, und es ist ein guter Anfang davon.

Wir verlieren uns in dem, was wir ändern möchten und spüren nicht, dass wir ganz nah bei uns beginnen können. Das Fernziel ist wichtig. Ein besseres Leben können wir nicht üben, doch sich mit beiden Pobacken auf den Stuhl setzen, das ist möglich.

Besser als sterben ist träumen

Abgrenzung, Alptraum, Arbeitslosigkeit, Burnout, Depression, Einsamkeit, Familie, Gewalt, Missbrauch, Partnersuche (Single), Sexualität, Tod, Trauer

Dornröschen war hundert Jahre unauffindbar und mit ihr das ganze Schloss. Immerhin: Es gab Geschichten im Land, von einer wunderschönen Prinzessin hinter den Dornen. So recht dran glauben tat niemand, außer denjenigen, welche sich mit dem Schwert durch die Dornhecken schlagen wollten. Die blieben unglücklicherweise stecken. 100 Jahre ist eine lange Zeit, doch wenn man sie schlafend verbringen kann, sollte es gehen.

„Ob Dornröschen einsam war?", hat mich einmal eine Jugendliche aus meiner Sonderklasse gefragt.

„Die böse Fee wollte ja, dass Dornröschen stirbt; also so richtig tot wird am Spinnrad. Doch die gute Fee hat's verhindert", meinte eine andere Schülerin. „Nein, nicht ganz, aber besser als tot sind 100 Jahre Schlaf allemal", sagte darauf ein anderer Schüler. „Dornröschen war mutterseelenallein in ihrem Turm-Oberstübchen. Niemand hat sie wahrgenommen oder verstehen können. Sie war eingeschlossen hinter dicken Mauern und wer sich ihnen näherte, wurde Opfer der Dornenhecke – ich weiß das", stellte die Schülerin nun für alle fest. Sie liebte dieses Märchen und kannte es seit ihrer Kindheit. Dann fragte sie: „Was glaubst du, was Dornröschen geträumt hat?", und fuhr fort: „Bestimmt hat sie geträumt, denn das war das Beste was sie tun konnte …"

Ob denn Dornröschen erlöst wurde, weil der Prinz gekommen ist oder weil die Zeit einfach um war, konnten wir beide nicht schlüssig beantworten. Aber das Märchen ist nun definitiv auch einer meiner Favoriten.

Eine Schülerin schien unnahbar, wollte sich weder mit Lehrpersonen noch SchülerInnen austauschen. Ihre Großmutter starb unerwartet. Die Mutter war sehr betroffen und konnte mit ihrer Tochter weder über den Tod noch über das Sterben der Großmutter reden. Die Mitarbeit für eine Märcheninszenierung von Dornröschen mit Marionetten brachte uns ins Gespräch über das Märchen und half ihr, die Märchen-Bilder für sich zu erleben.

Stabil und flexibel

Angst, Betäubung, Gewalt, Vernachlässigung

Vielleicht kennen Sie die Tensegrity-Objekte des amerikanischen Architekten und Philosophen Buckminster Fuller. Darf ich Ihnen dazu etwas erzählen? Tensegrity ist ein Kunstwort, das Fuller aus den englischen Wörtern für Zugkraft (tension) und Widerstandsvermögen (integrity) gebildet hat. Diese räumlichen Strukturen bestehen aus Stäben, die sich untereinander nicht berühren, sondern durch Zugelemente wie Gummibänder miteinander verbunden sind. Sie können beispielsweise wie ein eckiger Ball aussehen. Auf diese Art sind die Objekte leicht, nach allen Seiten beweglich und biegsam und federn nach jeder Belastung wieder in ihre Ausgangsposition zurück. Es ist beeindruckend, zu sehen, wie ein relativ großer, raumgreifender Gegenstand sich mit nur leichtem Druck zu einem kleinen, flachen Gegenstand zusammenpressen lässt und, sobald der Druck wieder nachlässt, mit einem Schwupp wieder seine ursprüngliche Form zurückerhält. Dieses Bild habe ich in mir gut bewahrt. Wenn ich mich unter Druck gesetzt fühle oder meine, in einer Klemme zu stecken, stelle ich mir gern vor, dass ich auch ein Tensegrity sein kann und mit Schwung und Eleganz wieder in mein starkes Selbst zurückfedere.

Es gibt unterschiedliche Tensegrity-Objekte, mit denen man anschaulich arbeiten kann oder die sich als Anker für Klienten nutzen lassen (www.xozzox.com/realobjects; 11.11.2020). Mit Hilfe dieser kurzen Erklärung und dem Implementieren eines inneren Bildes vom Zurückfedern kann die uns allen innewohnende Fähigkeit zur Resilienz geweckt und gestärkt werden.

Ötzi aus dem Gletscher

Angst, Betäubung, Ekel, Schmerz, Trauer

Dass Sie jetzt von tiefer Trauer und Unruhe erzählen, scheint mir eher ein gutes Zeichen als ein Grund zur Beunruhigung zu sein. Wenn die Starre sich löst, die Starre der Emotionen oder auch Ihrer Muskeln, Ihres Körpergefühls, Ihrer Gedanken, dann kommt hervor, was dahinter versteckt lag.

Wenn das Klima sich verändert und das Eis taut, dann kommt zum Vorschein, was darunter liegt. Wie bei Ötzi, dem Mann aus dem Gletscher. Den hält man jetzt weiter tiefgekühlt, damit man an ihm forschen kann. Sonst wäre er schon verrottet und verwest, genauso wie die Mäuse und Insekten, die in der Eiszeit in den Gletscher gefallen sind, die sich jetzt auch auflösen dürften, nach so vielen Jahren. Ich meine, irgendwann ist mal genug an ihm geforscht. Dann ist es richtig, dass man ihm das auch erlaubt: Verfallen und zu Kompost werden, wie jeder andere Tote auch. Dann: Ruhe in Frieden, lieber Ötzi.

Die Geschichte kann eingesetzt werden, um Klienten darin zu vergewissern, dass es ein den Umständen entsprechend „normaler" Teil des therapeutischen Prozesses ist, wenn bei der Auflösung einer lang dagewesenen Starre oder Betäubung Erinnerungen aus früherer Zeit auftauchen und dabei Traurigkeit, Scham, Angst, Wut, Ekel und andere Emotionen spürbar werden. Die Geschichte kann dazu beitragen, die hinzugewonnene emotionale Beweglichkeit als Fortschritt zu erleben, auch wenn zunächst der Schmerz über das Gewesene im Vordergrund stehen mag.

Wie eine Träne

Angst, Erinnerung (belastende), Gewalt, Krise, Missbrauch, Schuld/Schuldgefühl, Trauer

Ich muss immer wieder an Kai denken, im Märchen „Die Schneekönigin" von Hans Christian Andersen. Entführt in den hohen Eispalast, fern jeglicher Wärme und menschlicher Begegnung, spielt er still und kalt bis ins Herz, mit acht Buchstaben. Er sucht ein Wort und sieht die Lösung nicht.

Auch ich fühle mich „gefrostet". Denn seit heute weiß ich, dass ein Schüler einen Übergriff auf eine Mitschülerin geplant und durchgeführt hat.

Es wurde sofort nach Vorschrift gehandelt und Hilfe für die Betroffenen angeboten. Trotzdem, ich fühle mich müde, spüre meine Glieder und Gelenke, mag keinen klaren Gedanken fassen, die Kälte senkt sich in mein Herz. Ich fühle Enge. Warmes Wasser rinnt aus dem Duschkopf auf meine Haut, es ist angenehm. Ich drehe im roten Bereich nach oben, die Wärme überrinnt mich stark vom Kopf bis zu den Füssen. Das Wasser wird heiß, ich lasse es auf meinen Nacken fallen, er entspannt sich, wird weich. Die Schultern ertragen noch mehr Wärme, ich führe den Temperaturregler weiter nach oben. Wie gut mir das tut. Ich drehe mich langsam um meine Achse, im Strahl der heißen Dusche. Meine Haut rötet sich durch die Hitze, doch ich halte es aus, ich spüre mich warm, weich, entspannt. Ich empfinde Weite, denke an das gute Ende im Märchen der „Schneekönigin". Auch Kai hatte ein unglückliches Schicksal, Kälte, Enge und keine Lösung. Gerda hieß das Mädchen, welches ihn nach vielen Entbehrungen und einer langen Reise wiedergefunden hatte. Sie redete ihn an, flehte, bat ihn inniglich, nach Haus zu kommen, doch er konnte sie nicht hören. Sie umarmte, drückte und herzte ihn, er konnte es nicht fühlen. Sie weinte. Eine Träne rann in seine Augen. Er fühlte Wärme. Sie vertrieb die Kälte, die Enge. Erst in seinen Augen, dann in seinem Herzen. Er sah Gerda, er fühlte Wärme und erkannte die Lösung, ein Wort mit acht Buchstaben.

Sehr warm und sehr lange duschen, eine erste Hilfe, wenn uns die Kälte lähmt und wir keine Lösungen sehen. In einer Sonderschule war das Kollegium stark von einem Gewaltübergriff betroffen. Hilflosigkeit machte sich breit. Eine befreundete Kollegin machte uns Mut, unter die Dusche zu gehen und lange warm zu duschen. Ich brachte den Vergleich mit dem Märchen „Die Schneekönigen" ein und fragte, ob sie sich neben dem Duschen auch diesen Gedanken mitnehmen mögen. Bei der nächsten Sitzung offenbarten einige, sie hätten das Lösungswort, welches Kai gesucht hatte.

Wurmhotel

Alptraum, Ekel, Missbrauch, Selbstabwertung (Selbstbewusstsein), Vertrauen

„Wurmhotel ist ein cooler Name" für die riesige Blechkiste mit dem großen Deckel, meinten meine Schüler im Naturkunde-Projekt. Wir haben im Unterricht ziemlich genau nach Anleitung aus dem Internet einen Wurmkomposter gebaut. Jedoch so exakt wie im Netz vorgeschlagen, konnten wir nicht sein; uns fehlten die Regenwürmer, das Granulat für ihren Aufenthaltsort und das Gitter, um Kompost und Wurmwohnung zu trennen.

Was wir hingegen reichlich hatten, waren Küchenabfälle aus dem Kochunterricht. Wir haben es trotzdem nach bestem Wissen und Gewissen gebaut, viel improvisiert und schlussendlich aus dem Pferdemist Regenwürmer geholt und reingelegt.

Das war sehr „gruusig" für einige Schüler. Und als wir die Rüstabfälle zuhauf in das Wurmhotel schichteten, war's wiederum den anderen zu viel. Denn sie rochen bereits streng. Nur schnell den Deckel drauf und dann sollte das Wurmhotel auf Wunsch von den Schülern ganz lange verschlossen bleiben. Doch einmal, da waren wir mutig und haben den Deckel vom Wurmhotel weggehoben. Abscheulich sah es aus. Nur verschimmeltes, vergammeltes Zeug, kein Wurm weit und breit. Experiment missraten, dachte ich. Nun, wir haben uns danach halt mehr theoretisch mit der Erde beschäftigt. Aber einmal, nach einem halben Jahr fragte ein Schüler, wie es wohl dem Wurmhotel gehe? Sollen wir das Wurmhotel nochmal öffnen? So richtig war niemand dafür, aber die Vorfreude auf einen Thrill war größer. Ein Schüler war besonders mutig. „Ich öffne, aber du bist verantwortlich für meine schlimmsten Alpträume heute Abend, wenn ich …" Er öffnete und wir alle sahen sein erstauntes Gesicht. Er fuhr mit seiner Hand in die reine, schwarze Erde. Und da waren auch überall große und kleine Würmer. Ein Wunder?

Ein „Wurmhotel" ist ein Kompostverwerter für Küchenabfälle. Kompostwürmer verwerten darin nach einem ausgeklügelten System Küchenabfälle in wertvollen Biodünger. Die Begegnung mit Kompostwürmern war für die Jugendlichen ein herausforderndes Erlebnis. Der Umgang mit dem „Abfall" eine weitere Hürde. Jeder Schritt wurde in der Klasse thematisiert. Der Fehlschlag mit dem verfrühten Öffnen, erwies sich im Nachhinein als Glücksfall. Ohne Einsicht in die verschimmelten, nicht verrotteten Abfälle, hätte keiner der Schüler so großen Respekt vor der Kraft der Natur gegenüber unserem „Mist" empfunden. „Man muss nicht dran glauben, es funktioniert wirklich", meinte ein Schüler. Wir haben diese Geschichte an unserem Elternabend erzählt. Ein Elternpaar hatte ekelhafte, traumatische Erlebnisse, welche sie mit ihren Kindern durchmachen mussten. „Für den Ekel schäme ich mich nicht mehr", meinte eine Mutter.

Mit Zuversicht auf die Buckelpiste

Angst, Krise, Selbständigkeit (Selbstfürsorge), Zuversicht, Zwang (Perfektion)

Eine liebe Freundin bat mich um ein Coaching. Sie sei von einem Verlag angefragt worden, ein Buch zu schreiben, und sie habe zugesagt. Doch sie komme nicht in die Energie, berichtete sie entmutigt, um mit dem Schreiben zu beginnen und sei deshalb bereits nach den ersten drei Zeilen der Einleitung steckengeblieben. Bei dieser tue sie sich sowieso besonders schwer. Ergänzend berichtete sie, dass es in ihrem Buch jedoch verschiedene Kapitel gäbe, bei denen es ihr dann bestimmt leichter fallen würde, sie zu verfassen. Da kam mir folgende Begebenheit in den Sinn:

Das Skifahren war nie einer meiner Vorzeigedisziplinen. Gleichwohl hat es mir großen Spaß bereitet. Die diversen, zirkusreifen und immer glimpflich verlaufenen Stürze gehörten dazu. Mit meiner Fitness und dem sportlichen Kampfgeist gab es vorerst keine Piste, die nicht für mich geschaffen war. Bis dann auf die eine! Während ich mir nach einem Sturz wieder einmal den Schnee vom Skidress klopfte, waren die anderen schon weitergefahren. Denn sie konnten darauf vertrauen, dass ich gleich nachkommen und sie sogar überholen würde. Doch nach ein paar Metern war die Weiterfahrt für mich vorerst abrupt beendet. Ich stand an der Kante einer schwarz markierten Buckelpiste. Sie schien mir sogar leicht überhängend. Mein Können, das ich mir auf den anders farbigen Pisten erworben hatte, half mir hier kaum weiter. Aber es war mir auch klar, dass ich hier runter musste; das war ich allein schon meiner Reputation schuldig. Also – was tun? Den Steilhang mit meinem Blick durchmessend, konnte ich mir keine Lösung ohne zu hohen Preis vorstellen. Im Anzug schlotterten die weichen Knie. Doch nach einer Weile fokussierte ich mich vorerst nur auf den nächsten Buckel. Dann stellte ich die Skier hart auf ihre Kante und rutschte Zentimeter um Zentimeter vom ersten Buckel hinunter und beim nächsten Buckel wieder hinauf. Dabei brannten meine Muskeln und zitterten meine Beine vor Anstrengung noch bevor ich beim zweiten Buckel oben angelangt war. Doch, ich habe es geschafft! Über diesen erfolgreichen Start etwas erleichtert, kam ich zwar noch in keine Euphorie – die kam dann später schon noch – doch die Zuversicht, den Steilhang heil zu überleben, stieg beträchtlich. Stunden später, wie mir schien, unten angekommen und triefend nass vor Anstrengung, wurde ich vom aufmunternden Johlen meiner Kameraden begrüßt.

„Um bei deiner Piste einen kleinen Schritt weiterzukommen", fragte ich nach dieser Erzählung die Freundin, „wer oder was bestimmt, mit welchem Buckel du startest?"

Die für sich selbst kundigen Klienten schätzen bei der Arbeit zu ihrem Thema, wenn sie ihr Wissen für sich selbst einsetzen können. Um bei der Traumabearbeitung ihre Zuversicht zu fördern, fällt dabei auch der Abklärung über den Stand der aktuellen und individuellen Energie, ein wichtiger Aspekt zu. Auch noch so kleine, vielleicht lange zurückliegende Erfolgserlebnisse oder zukünftige Erfolgs-Imaginationen können von eminenter Wichtigkeit sein. Zudem kann die Abklärung von (womöglich fehlinterpretierten) Erwartungen anderer eine Reduktion etwaiger Hürden bedeuten.

Die grüne Karte

Erinnerung (belastende), Selbstbild, Wertschätzung, Zuversicht

Der Klient kam immer wieder ins Erzählen über seine schlimmen Erlebnisse und über das, was nicht funktioniert. So drehte er sich mit seinen Themen stetig im Kreis. Kaum hatte er eine Ausfahrt in Richtung Veränderung genommen, befand er sich gleich wieder im Problemdrehen.

„Sie haben mir erzählt, dass Sie Fußball spielen", sprach ich ihn deshalb an. „Welche Möglichkeiten kennen Sie, die dem Schiri bei Regelverstößen zur Verfügung stehen?" Schnell kam er bei seiner

Aufzählung zu der gelben Karte für eine Verwarnung und der roten für einen Platzverweis.

„Sehen Sie", sagte ich zu ihm, „es scheint mir, dass Sie eine hohe Kompetenz besitzen, Ihren Blick in Richtung auf den unerwünschten Zustand zu richten. Dort fahren Sie mit einer großen Sicherheit Ehrenrunden. Auch wenn ich dies als absolut nachvollziehbaren Wunsch anerkenne, so bin ich ohne Ihre Unterstützung im Dilemma, weil ich Ihrem Auftrag, erwünschte Veränderungen zu fördern, nicht nachkommen kann. So habe ich nun eine Idee und bin ganz gespannt, wie Sie darüber denken." Entschlossen, wie ein professioneller Schiri, zog ich eine grüne Karte aus meiner Brusttasche und hielt sie ihm entgegen: „Ab sofort dürfen Sie wieder über das reden, was Sie einen Schritt Richtung gewünschte Zukunft weiterbringt."

Mit seinem Einverständnis hatte ich die Karte von nun an bei jedem Gespräch dabei. Interessanterweise kam sie jedoch nur drei oder vier Mal zum Einsatz. Das Feedback meines Klienten: „Für mich hat die Erinnerung an meine Wahlfreiheit, das tun zu dürfen, was mich weiterbringt, eine wesentlich hilfreichere und entspanntere Wirkung, als gemahnt zu werden, etwas nicht mehr tun zu dürfen."

Klienten haben triftige, zu würdigende Gründe, weshalb sie immer wieder ins Problem-Kreisen einsteigen. Die Utilisation einer ihrer Kompetenzen sowie eine wertschätzende Einladung für einen Perspektivenwechsel, in die von ihnen gewünschte Richtung, kann der Zusammenarbeit eine hilfreiche Energie verleihen.

Von der Hexe verfolgt

Angst, Alptraum, Flucht (Migration), Hilflosigkeit, Krise, Selbständigkeit (Selbstverantwortung, Selbstwirksamkeit)

Mit zehn Jahren hatte er sehr oft denselben Alptraum und nässte sich des Nachts auch immer wieder mal ein. Er träumte, dass er vor einer Hexe davonrennen musste, die ihn auf dem Besen fliegend verfolgte. Von seiner panischen Angst wurde er jeweils nur durch das schweißnasse Erwachen erlöst.

Nach ein paar Monaten wurde er zwar immer wieder von derselben Hexe verfolgt, doch inzwischen hatte er für die Flucht auch einen Besen zur Verfügung. Die Verfolgungsjagden waren jetzt von ungeheuerlichen Geschwindigkeiten geprägt. Nur mit äußerst trickreichen Luftkapriolen gelang es ihm knapp, der Hexe jeweils zu entwischen. Auch aus diesen Träumen konnte er sich nur durch Erwachen retten – wenn auch nicht mehr klitschnass, so doch mit wild pochendem Herzen.

Eines Nachts geschah es. Während einer dieser schrecklichen, angstbesetzten Verfolgungsjagden entdeckte er auf freiem Feld ein alleinstehendes Haus. Da entschloss er sich, der Sache ein Ende zu bereiten und dafür in dieses Haus zu flüchten. Im Sturzflug sauste er darauf zu, öffnete den Hauseingang, hastete in den Flur und schloss eilig hinter sich die Türe. Er erwartete, dass die Hexe an die Türe poltern und sich einen Weg ins Haus suchen würde und horchte angespannt auf jedes Geräusch. Aber die Hexe blieb draußen. Im Haus kehrte Ruhe ein.

Die Erzählung des Klienten endete damit, dass er in dieser Nacht bis zum Morgen durchschlief, ohne sich einzunässen. Es sei auch das letzte Mal gewesen, dass er diese Hexengeschichte geträumt habe.

Diese Geschichte gibt Zeugnis von den in uns liegenden Fähigkeiten schwierige Erlebnisse verarbeiten zu können. Oftmals reicht es, Ressourcen mit einer hilfreichen Intervention zu reaktivieren. Und wie mein Zen-Lehrer zu sagen pflegt: „Ganz egal was du tust, tue es mit einer liebevollen Entschiedenheit."

Die Sicht nach vorne

Arbeitslosigkeit, Depression, Erinnerung (belastende), Krise, Ungewissheit, Vertrauen, Zuversicht

Ein Bekannter von mir erzählte bei jedem Treffen von seinen tragischen Erlebnissen, die ihn auch heute noch beschäftigen. Mit ihm ein Gespräch zu führen, bei welchem die positiven Aspekte des Lebens ein Gegengewicht darstellen könnten, schien unmöglich. Deshalb entschloss ich mich, ihm eine Metapher für ein positives Gegengewicht anzubieten:

„Stell dir bitte dein Auto vor", begann ich. „Bestimmt hat es als üblichen Standard in der ganzen Breite des Fahrzeuges eine Frontscheibe, mit der du in Fahrtrichtung eine optimale Sicht hast. Daran befindet sich ein kleiner Rückspiegel, in welchem du immer wieder mal das hinter dir Liegende und von hinten Kommende beobachten kannst. Gell, das kennst du?

Nun stell dir aber einen Fahrer vor, dem es viel wichtiger ist, vor allem jenes zu beobachten, was hinter ihm liegt. Aus diesem Grund besitzt sein Auto einen großen Rückspiegel, der die ganze Breite des Fahrzeuges einnimmt. Gleichzeitig ist nur eine winzig kleine Frontscheibe installiert, gerade mal so groß wie normalerweise ein Rückspiegel. Somit ist dem Fahrer eine geniale Sicht auf die zurückgelegte Strecke möglich.

Sieh mal, auch wenn das Leben rückwärts verstanden wird, so wird es gleichwohl vorwärts gelebt. So hat der Fahrer mit der stark eingeschränkten Sicht nach vorne ebenso eingeschränkte Möglichkeiten, seine Erfahrungen bei auftauchenden Gefahren gewinnbringend einzusetzen. Zusätzlich entgehen ihm bei dieser etwas gar einseitigen Sichtweise auch die Chancen, die unendlich vielen und schönen Aspekte des vor ihm Liegenden genussvoll wahrzunehmen.

Nun mal angenommen, du würdest dir ein neues Auto anschaffen – welche Größe müsste die Frontscheibe haben?"

Eine jahrelang eingeübte und deshalb festgefahrene Sichtweise auf schmerzhafte Erfahrungen im eigenen Leben kann für die Sicht auf hilfreiche Veränderungsmöglichkeiten einschränkend wirken. Mit einem solchen, bildhaften Vergleich besteht für die Klienten die Chance, der Fokusveränderung einen Sinn abzuringen.

Drei Brüder

Gewalt, Krieg, Tod, Trauer, Verschollen-sein (verschwunden, vermisst gemeldet)

„Immer wieder habe ich denselben Traum. Ich gehe eine staubige Straße entlang. Plötzlich kommt mein Bruder um die Ecke, der doch schon lange gestorben ist. Ich bin überrascht, ihn wiederzusehen. Ich laufe ihm entgegen, wir umarmen uns. Er fragt mich, wo unser jüngerer Bruder ist, und dann erschrecke ich, weil ich es nicht weiß. Ich weiß nicht, wo er hingekommen ist, was aus ihm geworden ist, ob er noch lebt! Dann wache ich auf, mein Herz klopft ganz furchtbar, und ich kann nicht mehr schlafen. Ich wünsche mir so sehr, dass diese Träume irgendwann einmal aufhören!"

„Wenn Sie wieder nachts Ihren verstorbenen Bruder treffen und er Sie nach dem anderen Bruder fragt, dann – sagen Sie Ihrem Traum-Ich bitte einen Gruß! – soll Ihr innerer Regisseur den Traum ein wenig verändern.

Zunächst soll er die Begegnung im Traum als einen Besuch Ihres Bruders aus dem Himmel sehen, ein Zeichen, dass er bei Ihnen ist, nur eben auf der anderen Seite. Er ist da, Sie können sich begegnen, in der Tiefe der Seele, im Traum.

Dann soll Ihr Traum-Ich Sie daran erinnern, dass Sie Ihren Bruder um etwas bitten: Er soll im Himmel nach dem verschollenen

Bruder suchen und Sie auf der Erde. Entweder Ihr jüngerer Bruder ist hier oder dort. Also sollte einer von Ihnen ihn finden, und der, der ihn gefunden hat, soll es dem anderen nachts im Traum sagen und für Gewissheit sorgen, wo Ihr Bruder lebt, im Himmel oder auf der Erde."

Die Geschichte entstand im therapeutischen Gespräch mit einem Kriegsflüchtling, der den einen Bruder im Heimatland verloren hatte und vom anderen nicht wusste, ob er noch lebte. Im Traum begegnete er regelmäßig seinem verstorbenen Bruder, vor allem aber belastete ihn, dass er nicht wusste, was aus seinem anderen Bruder geworden war. Die Geschichte trug dazu bei, dass er keine Alpträume mehr hatte, innerlich zur Ruhe kam und sich auf seine Ausbildung konzentrieren konnte.

Trost in Trauer wird möglich, wenn wir beim Gedanken an verstorbene Menschen den Blick ausrichten auf etwas, was bleibt oder kommt statt auf etwas, was verloren ist. Seit Jahrtausenden werden in allen Kulturen verstorbene Menschen nicht als „weg", sondern als „woanders" bzw. „unsichtbar hier" gesehen. Wenn dies gelingt, können wir auch verschollene Menschen mit neuen Augen betrachten, eben als solche, die in jedem Fall für uns weiter da sind, sei es in der sichtbaren oder unsichtbaren Welt.

Drei Drittel Ehemänner

Hilflosigkeit (Opfer- und Täterkonstrukte), Trauer, Trennung, Wut

Ich ahne ansatzweise, wie tief Ihre Ratlosigkeit und Ohnmacht ist, und Ihre Wut auf Ihren Mann oder Ex-Mann oder Noch-Mann und auf diese Frau, bei der er jetzt wohnt.

Ich verstehe, dass Sie gleichzeitig Ihren Mann behalten und wegschicken wollen, zurückerobern und zerstören. Dazu kommt mir ein Gedanke …

Stellen Sie sich bitte einmal vor, Sie könnten Ihr inneres Bild von Ihrem Mann aus sich herausstellen, dort hinüber …

Nun schieben Sie aus dem, der da steht, nach links einen heraus, sodass zweie aus ihm werden. Schieben Sie ganz nach links den heraus, der Ihnen nicht gut getan hat, den, um den es nicht schade ist, dass er gegangen ist. Können Sie sich vorstellen, wie er da steht und wie er schaut?

Dann steht rechts der, den Sie gerne behalten wollten, der, um den es eigentlich sehr schade ist.

Teilen Sie den bitte nochmals in zwei auf. Schieben Sie nach halb links den, von dem Sie manchmal träumen, bis Sie denken: „Scheiße, er ist ja weg, es ist ein großes Unglück“ – und in ein Loch fallen! Wie Rausch und Kater – erst ist es wunderschön, und dann kommt der Schmerz. Können Sie sich den vorstellen?

Etwas nach rechts schieben Sie bitte den, von dem Sie ruhig sagen können: Danke! Ich nehme Gutes mit. Es war eine gute Zeit. Ich denke gern daran. Du kannst mich in Gedanken manchmal begleiten. Schauen Sie einmal: Wie sieht er aus?

Schauen Sie sich die drei an: Der, um den es nicht schade ist, wenn er weg ist, den, der Schmerzen schafft, weil es schade ist, und den, an den Sie mit guten Gedanken denken können. Wenn es Ihnen recht ist, öffne ich die Tür. (Oder möchten Sie es gerne selber tun?) Dann erlauben wir den beiden ersten, zu gehen.

Und wenn es für Sie so passt – den dritten dürfen Sie gerne behalten.

Wie ist das für Sie?

Das Erleben, einen Menschen weder behalten noch loslassen zu können, ihn gewissermaßen gleichzeitig zu lieben und zu hassen, kann äußerst zerstörerisch wirken. Verstärkt wird es oftmals von widersprüchlichen Familienbeziehungen sowie von Verlusterfahrungen in der Kindheit. Der Klientin wird angeboten, die Starre und Verwirrung zu durchbrechen, indem sie sich verhält, als handle es sich bei ihrem Mann um mehrere Personen, mit denen sie deshalb jeweils unterschiedlich umgehen kann.

Bärenstark

Flucht (Migration), Gefangenschaft, Hilflosigkeit (Opfer- und Täterkonstrukte), Selbstbild (Selbstvertrauen), Vertrauen

Sicht 1: Alle Lichter waren gelöscht und es herrschte Stille; eine menschenleere Nacht, wie schon viele zuvor. Während meine Familie in der Werkstatt auf Futtersuche ging, kletterte ich ins obere Stockwerk. Tagsüber hätte ich mich nie in die belebten Räume hineingewagt. Aber um diese Zeit konnte ich die Räume gefahrlos durchsuchen, denn sogar die Menschen mit ihren Besen und Putzeimern waren wieder weg. In dieser Nacht quetschte ich mich wie gewohnt durch Ritzen und Spalten, kletterte auf Möbel und Kästen und steckte meine Nase in alle vorhandenen Behälter. So fand ich immer wieder Fressbares, welches von den Menschen übersehen, vergessen oder aufbewahrt wurde. Und dann geschah es! Ich lugte über eine Tischkante, um mir eine Übersicht zu verschaffen, verlor das Gleichgewicht und fiel geradewegs in einen leeren Papierkorb. Puuh, bekam ich einen Schreck. Zum Glück bin ich ein Federgewicht, sodass mir der Sturz nichts anhaben konnte. Aber ich war gefangen. Nach einem der vielen erfolglosen Versuche da rauszuspringen, gab ich auf. Keine Chance da rauszukommen. Denn der Papierkorb hatte harte, spiegelglatte Wände und war um ein Vielfaches größer als ich. So verhielt ich mich ruhig und sparte meine Kräfte. Als es endlich hell wurde, belebte sich das Büro. Immer mehr Menschen trampelten mit Getöse im Raum herum, öffneten Kästen und Schubladen und schlossen sie wieder mit einem Knall. Mir wurde bei diesem bedrohlich wirkenden Lärm angst und bange. Nach einer Weile kam auch zu meinem Tisch ein Mensch, setzte sich auf den Stuhl und beachtete mich vorerst nicht. Aus dieser Nähe betrachtet wirkt ein Mensch und sein Schatten noch viel größer und gefährlicher als sonst. Inzwischen zitterte ich schon am ganzen Körper, aber ich versuchte so bewegungslos wie möglich zu bleiben. Nach einer Weile, eben hatte ich versucht im linken Bein einen aufkommenden Krampf zu beruhigen und veränderte dafür ein wenig meine Körperhaltung, entdeckte mich der Mensch. Sein riesiger Kopf, kein Vollmond schien mir größer, schwebte nun genau über mir. Auch seine Augen waren riesig und musterten mich. Dabei fühlte ich mich besonders ausgestellt, schutzlos und ohnmächtig. Ich glaube, dass ich damals nur noch aus Angst bestand. Die Zeit schien stehen zu bleiben. Und auf einmal beugte sich dieser Mensch noch mehr über mich und streckte seinen Arm, dick wie ein Baumstamm, und seine Hand nach mir aus. Just in diesem Moment sah ich mein ganzes Mäuseleben noch einmal vor meinem inneren Auge ablaufen und sah meine Eltern und sah meine vielen Geschwister. Gleichzeitig erinnerte ich mich deutlich, wie ich schon andere schwierige Situationen gemeistert hatte. Was ich darauf tat, hätte ich trotzdem nicht für möglich gehalten. Obwohl mir kalt war, spannte ich meinen Körper an, sprang mit einem Satz an seiner Hand vorbei aus dem Papierkorb und landete auf dem Boden. Blitzschnell rannte ich zur erstbesten Ritze, quetschte mich hinein und blieb vorerst, nach Atem ringend, stehen. Ich hatte es geschafft! Eine Welle der Erleichterung erfasste mich. Nach einer Weile ging ich zu meiner Familie, die sich über mein Erscheinen sehr freute. Die Erzählung über meine Selbstrettung quittierten sie mit der Bemerkung: „Super, du Heldin! Wir finden dich einfach bärenstark!"

Sicht 2: Eines Morgens betrat ich mein Büro, um mich auf meine tägliche Routine vorzubereiten. Da nahm ich zu meiner rechten Seite ein schwaches Geräusch wahr. Mein suchender Blick entdeckte die Ursache. Es war eine winzig kleine, graue Ursache. Ein Mäuschen war in meinem leeren Papierkorb gefangen. Ohne die geringste Ahnung, wie es da hineingeraten war, betrachtete ich es staunend und neugierig. Bis jetzt hatte ich noch nie die Muße gehabt, ein solches Pelztierchen in Ruhe zu betrachten. Kleine, mit Krallen besetzte Pfötchen, ein kleines Köpfchen mit stecknadelgroßen Äuglein, feine Schnauzhärchen, ein samtenes, graues Fell sowie ein dünnes Schwänzchen. Bestimmt war diese herzige Feldmaus nicht größer als sieben Zentimeter. Während meiner Betrachtungen kam mir der Gedanke, diesem Winzling aus dem Gefängnis zu verhelfen und es in seine erneute Freiheit zu entlassen. So bückte ich mich, griff in den Papierkorb – er war sicher 40 cm tief – und schickte mich an, das Tierchen zu ergreifen. Im selben Augenblick, ich traute meinen Augen kaum, nahm das Mäuschen einen riesigen Satz, sprang an meiner Hand vorbei aus dem Papierkorb und verschwand in den „Katakomben" des Büromobiliars.

Ein hohes Bewusstsein für die eigenen Kompetenzen kann bei bedrohlich wirkenden Situationen unterstützend sein, um eine momentane Starre zu überwinden und ins hilfreiche Handeln zu kommen. Für Klienten ist es u. a. wichtig zu wissen, dass der Coach oder Therapeut ihre Geschichte, egal wie anschaulich diese erzählt wird, nur annähernd nachempfinden kann.

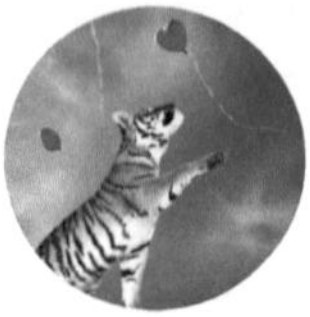

3 Geduld und Zuversicht im Überwinden

Charakteristisch für posttraumatische Belastungsstörungen ist es, dass wir auf bestimmte wiederkehrende Reize emotional oder körperlich ungewöhnlich stark reagieren. Die Auslöser können für Außenstehende völlig harmlos sein, oder es könnte sich um nachvollziehbare Ärgernisse handeln, wobei jedoch die Intensität der Reaktion andere überrascht.

Wenn wir feststellen, auf welche Auslöser ein Mensch in ungewöhnlicher Art oder Intensität reagiert, können wir fragen: „Seit wann ist das bei dir so? Wann war das erste Mal, dass du so reagiert hast oder das erste Mal, an das du dich im Moment erinnern kannst? Was war das für eine Zeit? Wäre es vorstellbar, dass dieser Auslöser zu einer Art Symbol für die Belastungen geworden ist?"

In einer Zeit starker Überlastung dauert es nur kurz, vielleicht nur Sekunden oder Minuten, um zu lernen, diesen Reiz zu meiden, ihm mit Panik, Starre, Aggression oder anderen starken Körper- und Gefühlsäußerungen zu begegnen. Etwas, was zeitgleich oder zeitnah zum Zeitpunkt der größten Belastung wahrnehmbar ist, wird zum Symbol oder pars pro toto zum Zeichen für die Bedrohung selbst. In vielen Fällen kann man auch sagen: Weil das, worum es wirklich ging, übermächtig und schwer fassbar ist, wird etwas Kleineres, eher Fassbares, stattdessen zum Objekt der Furcht oder Aggression.

Ein Ziel der therapeutischen Begleitung ist es, eine Entkoppelung zwischen dem Ursprungsereignis und den Symbolen dieses Ereignisses zu bewirken, oder aber den Zusammenhang zwischen diesen Auslösereizen und der bisherigen Reaktion darauf zu entkoppeln. Bei Menschen, die vielfältig traumatisiert wurden, etwa bei denen, die innerfamiliär seit früher Kindheit Schlimmes erlebt haben, gibt es zuweilen eine große Zahl solcher Auslösereize. Zuweilen scheint es nach einer Weile, als sei durch das Dekonstruieren belastender Reiz-Reaktions-Schemata gar nicht viel erreicht worden – weil noch so viele andere „Trigger“ die bekannten Reaktionen auslösen. Zum einen wird ein Therapeut hier Wege suchen, das Unbewusste so zu stimulieren, dass es möglichst viele oder alle Auslösereize gleichzeitig ausschaltet, zum anderen ist es manchmal nötig, gemeinsam mit dem Klienten darauf zu schauen, was bereits erreicht ist und mit Geduld und Zuversicht weiterzuarbeiten an dem, was noch fehlt.

In den Geschichten dieses Kapitels geht es eben darum: Um's Schauen auf das Erreichte, um die Förderung von Geduld und Zuversicht beim Vorangehen und um die fortlaufende Aufmerksamkeit für das, was noch zu erreichen ist.

Die zertretene Schnecke

Behinderung/chronische Erkrankung, Borderline, Gewalt, Missbrauch, Selbstverletzung, Suizidalität, Unfall

Ein Mensch ging über eine Wiese, plötzlich machte es laut „Krrrk!“ unter seinem Schuh. Der Mensch sah sich um. Was sah er? Er hatte eine Weinbergschnecke zertreten. Was tat dieser Mensch? Er nahm die Schnecke mit nach Hause. Mit einer Pinzette nahm er die kleineren Schalenstücke weg. Die größeren legte er wieder in die richtige Position. Dann bestreute er den Boden eines Einmachglases mit etwas Gartenkalk, setzte die Schnecke darauf, deckte sie mit Löwenzahn- und Brennesselblättern zu. Am nächsten Tag hatte die Schnecke das Unmögliche geschafft: Den größten Teil ihres Hauses hatte sie bereits repariert, und am übernächsten konnte sie schon in die Freiheit entlassen werden. Eine Schnecke kann, was ein Mensch nicht für möglich hält. Manchmal braucht es Hilfe von außen, aber der wesentliche Teil der Arbeit kommt wie von selbst von innen.

Die Geschichte verwende ich im Gespräch mit Eltern, die sich Sorgen um ihre seelisch verletzten Kinder machen, um sie zu ermutigen, den Fähigkeiten ihrer Kinder zu Heilung und Entwicklung zu vertrauen. Daneben verwende ich sie auch im Gespräch mit Menschen, die selbst Verletzungen erlitten haben, um ihr Zutrauen in die Möglichkeit ihrer Seele, sich selbst zu heilen und dabei auch von der therapeutischen Arbeit zu profitieren, zu stärken. (Die Informationen zur Schneckenhaus-Reparatur stammen aus: https://mamamisas-welt.blogspot.com/2016/07/schneckenhaus-reparieren.html; 11.11.2020).

Dombau

Arbeitslosigkeit, Behinderung/chronische Erkrankung, Burnout, Depression, Pflegekind, Psychose, Religion (Spiritualität), Sucht, Zuversicht

Waren Sie schon einmal im Kölner Dom? Ein eindrucksvolles und merkwürdiges Gebäude. Auch die Geschichte dieser Kathedrale ist bemerkenswert. 1248 haben sie angefangen, den Dom zu bauen. Ich weiß nicht, wann die Architekten geplant hatten, fertig zu sein. Die Bauleute haben 280 Jahre daran gebaut und waren dann immer noch nicht fertig. Die gotische Bauweise war außer Mode gekommen, keiner hatte mehr die Energie und Motivation weiterzubauen. So stand das Ding als Bauruine in der Landschaft herum – 300 Jahre lang. Dann entdeckten einige Leute im Stadtarchiv die mittelalterlichen Baupläne und begeisterten den König und die Kölner Bürger dafür, die Kathedrale zu Ende zu bauen. Gleichzeitig haben sie modernste Technik eingesetzt, Stahlträger, die es im Mittelalter noch gar nicht gab und sowas. Zeitweise haben über 500 Handwerker auf der Baustelle gearbeitet. So ging es relativ zügig voran. Im Jahr 1880 haben sie den Dom feierlich eingeweiht, 632 Jahre nach Baubeginn, fertiggestellt nach den originalen Plänen.

Sie sagten mir vorhin, Sie seien seelisch kaputt, ein Wrack. Vielleicht auch eine Bauruine? Ein auf halbem Weg aufgegebenes Meisterwerk? Wenn man es mit neuen Augen sieht, als etwas, was schon so lange auf seine Vollendung wartet, dass viele schon gar nicht mehr daran glauben? Die Aufgabe scheint zu groß. Aber wenn es doch ginge? Wo würde man da anfangen?

Irgendwo in der Tiefe Ihres Gehirns gibt es ein Archiv. Da drinnen sind die Baupläne. Da steht drin, wie sie gemeint waren, bevor einige Sachen passiert sind und gefühlte 300 Jahre Baustopp dazwischenkamen. Stellen Sie sich vor, Ihre Leute versammeln sich, reden miteinander, holen die Baupläne wieder raus und machen sich ans Werk …

Die Geschichte kann eingesetzt werden, wenn Menschen, nachdem ihr Leben jahrzehntelang nicht nach Plan lief, die Hoffnung auf ein geordnetes Leben aufgegeben haben und mit wehmütigem Schmerz auf ihren bisherigen und weiter zu erwartenden Lebensweg schauen.

Alles verloren

Ablösung, Angst (Verlustangst), Selbstbild (Selbstvertrauen), Trennung, Trauer

Mein Freund, der Bauer Hane, hatte uns eingeladen. Auf dem Klassenausflug machten wir Halt auf seinem Bauernhof, hoch auf einem abgelegenen Hügel. Nebst Kühen, Eseln, Katzen, Hühnern und Bienen hatte er auch eine große Pfauenfamilie. Als ein Pfau neben uns das Rad schlug, waren wir alle beeindruckt. Wir saßen beim Zvieri (Nachmittagskaffee) und er erzählte:

„Wie läuft der Pfau doch so stolz umher im Sommer, seine langen Schwanzfedern trägt er würdevoll hinter sich her. Vorsichtig setzt er einen Fuß vor den andern und dann, plötzlich innehaltend, geht ein kurzes Zucken vom Kopf bis hin zum Schwanz. Dann ein Rascheln und plötzlich steht der Pfau wieder da, mit dem wunderbaren Rad, bunt und filigran, ein kleines Wunder. Aber im Spätherbst, wenn die Pfauenjungen selbständig genug sind, muss er plötzlich alles hergeben. All seine schönen Federn muss er liegen lassen, der Pfau, wenn er im Spätherbst seinen Schwanz verliert. Sein ganzer Stolz im Balzgehabe liegt mit einem Male darnieder. Keine Feder, die länger als ein Daumen ist, bleibt an ihm."

„Ist der Pfau nicht traurig, wenn er alles verliert?", wollte eine Schülerin auf einmal wissen. „Das weiß ich nicht genau", meinte Hane, „aber irgendwie scheint's zu passen. Wenn im Winter die Füchse hungrig nahe zum Hof schleichen, muss der Pfau behände sein und schnell auf einen Baum fliegen können. Im Sommer, wenn's kaum Füchse beim Haus gibt, ist er langsam mit seinen langen Schwanzfedern. Bisher hat noch kein Fuchs einen Pfau erwischt."

Verlustängste traten bei einem Mädchen während des Unterrichts immer wieder ins Bewusstsein. Sie stellte sich Verluste in vielen Variationen vor. Dass es in der Natur Verlust geben kann und dieser sinnvoll ist, beeindruckte sie. Es gab uns im Gespräch die Möglichkeit, wie der Pfau zu denken und den Verlust aus seiner Warte zu betrachten. „Am besten ist aber", meinte sie, „dass alle Federn wieder nachwachsen."

Unzufriedene Maus

Depression, Einsamkeit, Religion (Spiritualität), Trauer, Zuversicht

„Da war einmal eine Maus. Sie hatte in den Wurzeln der alten, hohen Tanne ihr Zuhause. Sie kannte nur diesen Baum, sah am Tag die Sonne und in der Nacht den Mond und manchmal Wolken und Regen. Das war ihre Welt.

Dann und wann traf sie sich mit dem Eichhörnchen.

„Heute ist ein schrecklicher Tag", sagte die Maus zum Eichhörnchen, „es regnet, alles wird nass, ich muss achtgeben, dass kein Wasser in meinen Bau läuft."

Ein anderes Mal meinte sie: „Ach, es ist zu heiß, die Sonne macht die Erde viel zu trocken, alles wird staubig." Dann war es die Kälte, welche den Eingang zum Bau hat zufrieren lassen, dann war es der Wind, welcher Blätter in den Mausbau blies. Mal klagte sie über die Dunkelheit, mal war es ihr zu hell. „Warum muss ich leiden, Eichhörnchen?", fragte die Maus. „Wenn mir etwas dazu einfällt, lass ich es dich wissen", meinte das Eichhörnchen und verschwand hoch in die alte Tanne.

Mitten in der Nacht wurde die Maus gerufen. Schlaftrunken blinzelte sie aus den Wurzeln. „Halt dich an meinem Schwanz fest, ich muss dir was zeigen", rief das Eichhörnchen und kletterte vorsichtig mit der Maus den Stamm entlang. Immer höher durch Nadeln und Äste, dem Tannenspitz zu. Es war eine sternklare Nacht. Der Mond stand am Himmel und tauchte alles, was unter ihnen war, in ruhiges, silbriges Licht.

Die Maus konnte weder ihr Mausloch noch den Waldboden erkennen. Sie kletterten immer höher, die Sterne leuchteten kräftig im Dunkel. Oben angelangt sprang das Eichhörnchen mit der Maus auf die schwankende Spitze der großen, alten Tanne. „Psst", meinte das Eichhörnchen, „sag jetzt kein Wort, schau nur". Fern im Osten flammte ein zartes Licht auf, es wurde rosenrot und begann zu leuchten. Die Maus sah die Sonne aufgehen und das Leuchten wurde stärker. Die Maus schaute still, sah, wie sich das Licht auf die ganze Welt ausbreitete, alles wurde sichtbar, groß, gewaltig und schön! Sie sprachen wenig und aßen Nüsse von Eichhörnchens Vorrat, blieben bis die Sonne wieder unterging. Das Licht leuchtete erst hell, dann rot und dann kam die blaue Schwärze, es wurde Nacht. Erst jetzt kletterten die beiden vorsichtig die alte Tanne hinunter. Als sie sicher am Mausloch ankamen, sprach das Eichhörnchen: „Die Sonne geht jeden Tag auf und unter, ohne dass du oder ich etwas dazutun müssen. Sie macht das Wetter und die Jahreszeiten, auch wenn es für dich hier unten selten passt. Doch von oben gesehen, ergibt es Sinn."

„Alles klar, ich habe verstanden", meinte die Maus. „Die Sonne macht ihren Gang wohl nicht nur freiwillig."

Manchmal fällt es schwer, die großen Zusammenhänge zu sehen. Das Jahr nur durch das Erleben eines Tages zu beurteilen, ist ebenso wenig sinnvoll, wie das Leben anhand eines Ereignisses zu bewerten.

Der Barfußpfad

Angst (Angst vor der Angst, generalisierte Angststörung), Depression, Panikattacke, Vertrauen

Als großer Barfuß-Fan wollte ich meine Kinder früh ans Barfußlaufen gewöhnen. Am Strand ist das natürlich kein Problem, aber im heimischen Umfeld mit Steinen auf dem Weg und Erdbröckchen im Rasen schon. „Mama, das pikst, das tut weh, das ist doof …". Ich habe mit ihnen dann im Frühjahr einen Ausflug zu einem Barfußpfad gemacht. Diese Pfade sind ja extra so angelegt, dass man auf den unterschiedlichsten Untergründen und Bodenverhältnissen entlangläuft. Über weichen Waldboden, piksende Tannennadeln, spitze Steinchen, durch die Zehen quatschenden Matsch und runde Flusskiesel. Am Anfang sind die beiden immer sehr vorsichtig gelaufen, waren langsam unterwegs. Sie sind auch stehen geblieben, haben sich den nächsten Abschnitt des Weges angeschaut und auch mal über das Umkehren nachgedacht, wenn es gar zu unwegsam aussah. Die Herausforderung, bis ans Ende zu wandern, hat sie dann aber doch immer vorwärts gehen lassen. Dazu kam, dass die Fußsohlen sich mit der Zeit an das bisher Ungewohnte gewöhnten, sie härteten ab. Ich konnte das an der Größe ihrer Schritte und der Schnelligkeit, mit der wir vorankamen, gut erkennen. Zum Schluss war es regelmäßig so, dass ich, als alter Barfußläufer, nicht mehr hinterherkam, da ich langsamer über die schwierigen Stellen hinwegstieg als meine

Zwei. Die riefen dann immer nur von vorne: „Nun komm schon Mama, nach dem piksigen Stück kommt wieder eine kleine schöne Matschkuhle. Da erholen sich deine Füße schnell.“ Bis heute ist es so, dass wir alle drei im Frühjahr unsere Füße lüften und mit dem Wissen, dass es ein kleines bisschen dauert, bis wir wieder genügend abgehärtet sind, tapfer über spitze Steinchen steigen.

Wir alle machen die Erfahrung, dass es auf unserem Lebensweg Höhen und Tiefen, schwierige und leichte Stellen zu durchlaufen gilt. Im Allgemeinen wissen wir, dass die Dinge sich ändern und sich für Probleme auch Lösungen finden lassen. Nach traumatischen Erlebnissen, in depressiven Phasen oder während eines Angstanfalls fällt es jedoch schwer, sich Erfahrungen vom gelingenden Leben ins Gedächtnis zu rufen und positive Erwartungen für das, was noch kommt, zu entwickeln. Die Metapher vom Barfußpfad schafft einen Zugang zu solchen positiven Erinnerungen und Erwartungen.

Zigarettenautomat

Auslöser (Trigger), Erinnerung (belastende), Scham, Schuld/Schuldgefühl, Sucht, Zwang (Perfektion)

Wenn man aus einem Zigarettenautomaten eine Packung herausholt, dann rutscht von oben der Stapel mit den anderen Packungen nach, und alles ist wie vorher. Scheinbar jedenfalls. In Wirklichkeit ist da innendrin eine Packung weniger. Wenn so viele Mal eine Schachtel entnommen wird, wie Schachteln im Automaten sind, dann ist der Kasten leer. Beim Zigarettenautomaten kommt jemand zum Nachfüllen vorbei, bei Ihnen nicht mehr. Die Firma, die das früher gemacht hat, ist bankrott.

Manchmal fragen Klienten, warum sie trotz der offenbar erreichten Therapiefortschritte immer noch auf bestimmte Auslöser reagieren. Ich sage dann etwa: „Mein Eindruck ist, dass es andere Auslöser sind, an denen wir jetzt arbeiten als die von den letzten Stunden. Ihre Reaktionen sind zwar ähnlich, aber die Auslösesituationen sind andere." Die Metapher des Zigarettenautomaten kann diesen Sachverhalt veranschaulichen.

Minensuche

Auslöser (Trigger), Erinnerung (belastende), Borderline, Krieg, Missbrauch

Vor langer Zeit hatten die Roten Khmer in Kambodscha eine Schreckensherrschaft errichtet. Als sie aus den Städten vertrieben wurden, haben sie sich aufs Land und in den Dschungel zurückgezogen, und hinter sich haben sie alles vermint. Als der Krieg vorüber war, haben einige von ihnen als Minenräumspezialisten ihr Geld verdient. Sie wussten ja noch ungefähr, wo sie die Sprengkörper vergraben hatten. Einer von ihnen hatte eine Methode entwickelt, mit einem Schilfrohr schräg in den Boden zu stechen, ohne je den Auslöser einer Mine zu drücken. Immer mehr Menschen haben sich ihm angeschlossen, um unter seiner Anleitung Minen aus dem Boden zu holen. Zusammen mit seinen Helfern hat er viele Quadratkilometer Land entmint. Als der Staat ihm Minendetektoren zur Verfügung stellte, hat er sie nur zögernd angenommen. Er konnte sich nur schwer vorstellen, dass dieses Gerät effektiver wäre als sein Schilfrohr.

Die Metapher ist nützlich, wenn Klienten sehr viele Auslösereize haben, die sie in Panik oder andere Extremzustände versetzen. Das kann der Fall sein, wenn ein Mensch etwa hunderte von Malen schwer sexuell missbraucht wurde oder wenn Menschen von religiösen, kriminellen oder staatlichen Organisationen systematisch traumatisiert wurden. Manche Auslöser sind von vornherein bekannt, andere treten erst im Laufe der Arbeit zu Tage. Die Botschaft ist: „Wir kommen voran. Es gibt nur eben viel aufzuräumen. Wir bleiben dran."

Erdbeben

Abreaktion (Schockreaktion), Auslöser (Trigger), Zuversicht

Wenn es in einer Stadt ein Erdbeben gibt, rennen die Menschen aus den Häusern auf die Straße. Die Unruhe und Aufregung sind enorm. Irgendwann aber ist das Erdbeben vorüber. Man bleibt noch eine Weile achtsam und umsichtig. Manchmal gibt es noch kleinere Nachbeben, oft auch keine. Wenn die Erde sich beruhigt hat, gehen die Menschen wieder ihren alltäglichen Verrichtungen nach.

Die Geschichte lädt dazu ein, starke Körperreaktionen (Abreaktion) bei der Lösung traumatischer Starre als Rückmeldung zur Schwere der vorausgehenden Belastung zu würdigen, ohne die Reaktion und das dahinterliegende Leiden zu bagatellisieren oder zu dramatisieren.

Die Fernseher von nebenan

Angst (generalisierte), Erinnerung (belastende), Trauer, Trennung

„Ich kann mich nicht richtig konzentrieren. Es ist, als ob in meinem Kopf ein Insektenschwarm herumfliegt, als ob hinter meiner Stirn etwas flimmert und vibriert."

„Stell dir vor, in einer Familie hat jeder seinen eigenen Fernseher. Jedes Familienmitglied sitzt in einem anderen Zimmer und schaut sein eigenes Programm. Aber keiner hat die Türen zugemacht. Nun sitzt du in deinem Zimmer und siehst deine Sendung. Aus den Nebenräumen tönen fetzenweise die Dialoge und Geräusche der anderen Programme herüber. Du siehst auch Lichtreflexe von nebenan. Was tust du?" „Ich gehe hin und mache die Türen zu." „Genau. Oder du könntest die anderen bitten, ihre Türen zu schließen, wenn die so freundlich sind. Wenn das Türenschließen nicht reicht, könnt ihr auch Kopfhörer verwenden. Oder du könntest die anderen überzeugen, sich in einem Raum zu versammeln und ein Programm gemeinsam zu sehen, entweder deines oder das von jemand anderem. Ihr könntet die verschiedenen Programme abwechselnd zusammen schauen. Es gibt verschiedene Möglichkeiten …"

„Und was heißt das jetzt für mich?"

„Wenn es flimmert und vibriert, laufen in deinem Kopf mehrere Filme. Das, womit du dich beschäftigen willst, läuft im Vordergrund, und einige andere Dinge laufen im Hintergrund, aber so laut, dass sie deine Aufmerksamkeit auf sich ziehen und deine Konzentration behindern. Vielleicht laufen sie ja deshalb so laut, weil sie emotional wichtig sind. Vielleicht wäre es gut, sich mit ihnen zu befassen, vielleicht sind sie aber auch gerade nicht dran. Kannst du mal nachschauen, was das für Filme sind? Und dich dann entweder in den Nachbarraum setzen oder den Leuten im Nachbarraum deines Gehirns sagen, sie sollen die Tür schließen, und du befasst dich ein andermal mit diesen Sachen?"

Situationen von Trauer und Trauma verursachen zuweilen erhebliche Konzentrationsschwierigkeiten. Daraus resultieren oft Probleme am Arbeitsplatz, bei der Vorbereitung von Prüfungen, im Straßenverkehr, bei der Koordination alltäglicher Verrichtungen und in nahen zwischenmenschlichen Beziehungen.

Entrümpeln

Ablösung, Borderline, Burnout, Depression, Familie, Trauer, Trennung

Stell dir einmal vor, wie du wohl aussehen würdest, wenn du ein Haus wärest. Und was da drin wäre, in dem Haus. Vielleicht gibt es da alte Sachen, die gar nicht zu dir passen: Möbel von deinen Eltern, Großeltern oder Urgroßeltern, die irgendjemand vor etlichen Jahren da abgestellt hat, ohne dich zu fragen. Oder Sachen aus deiner Kindheit, die du nicht mehr brauchen kannst: Spielzeug, das du längst nicht mehr benutzt, ein Gitterbett oder Laufstall, damit du nicht wegläufst, ein Hochstuhl mit Gurt zum Festbinden, in den du, selbst wenn du es probieren wolltest, gar nicht mehr reinpassen würdest. Sachen, die im Lauf der Jahre kaputtgegangen sind oder die man dir gekauft hat, die dir aber nie gefallen haben. Jetzt ist es Zeit zum Entrümpeln! Stell dir vor, wie das aussieht, wenn du mit ein paar Freunden alles auf die Straße trägst, was du nicht mehr brauchst. Einige Sachen kannst du vielleicht auf einem Straßenflohmarkt loswerden, andere sind Sperrmüll, einiges gehört auf den Wertstoffhof. Vielleicht verkaufen deine Freunde manche Sachen auch noch auf Internetportalen. Vielleicht gibt es auch Sachen, die du ihnen schenkst, wenn sie sie wollen. Manches kannst du kurzerhand deinen Eltern zurückgeben. Ein Freund erklärt sich bereit und fährt das Zeug dahin. Oder machst du das lieber selbst? Und schließlich – gibt es bestimmt auch Sachen, die du behalten willst. Was meinst du, welche Gegenstände werden zum Abholen auf die Straße getragen? Welche gehen zurück zu deinen Eltern? Was verschenkst du? Und was sind die Sachen, die du behalten willst?

Die Geschichte hilft dabei, unwillkürlich zu sortieren, welche Aspekte der Identität, welche Lebenshaltungen und Gewohnheiten bei der Weiterentwicklung der Persönlichkeit vor Veränderung geschützt werden und welche aufgegeben bzw. in etwas Neues transformiert werden können.

Eiterpickel

Angst, Auslöser (Trigger), Ekel (Übelkeit), Missbrauch, Scham, Vertrauen

Sie kennen das wahrscheinlich; den meisten Menschen ist es vertraut. Als wir jünger waren, hatten wir manchmal so widerliche Pickel. Wenn man draufdrückte, kam der ganze Eiter raus. Offiziell hieß es immer, man sollte das nicht machen, aber meine Erfahrung war: Wenn man so einen reifen Pickel einmal gut ausdrückt, ihn desinfiziert und dann in Ruhe lässt, heilt er schneller.

Manchmal müssen wir die Psyche von toxischen Bildern und Worten reinigen, die sie in sich aufgenommen hat und die sich dann entzündet haben. Die Geschichte kann unter anderem eingesetzt werden, wenn Menschen Erinnerungen haben, die mit einem Gefühl von Ekel verbunden sind. Menschen, die mit diesem Erleben kämpfen, kann man erklären: Ekel ist die Angst der Körperöffnungen, und Übelkeit gehört dazu, wenn man Gift oder schädliche Bakterien in sich trägt, die der Körper entsorgen will. Manchmal wird auch der Seele schlecht, und wenn man das Giftige aus ihr herausgeholt hat, dann wird sie ruhig und kann wieder tief und frei atmen. Das Gift aus der Seele herausholen, das geht tatsächlich. Es geht zum Beispiel mit inneren Filmen, die die Erinnerungsfilme korrigieren oder zu einem guten Ende bringen.

Kaminofen

Familie, Freundschaft, Partnerschaft

Wenn Sie einen neuen Kaminofen haben, ist es wichtig, für eine Zeit lang beim Heizen das Fenster zu öffnen und gut zu lüften. Der Ofen ist mit einer Chemikalie imprägniert, die, wenn sie erhitzt wird, nicht gut riecht. Bei einigen Öfen ist das nach ein paar Tagen vorbei, bei anderen dauert es etwas länger. Sie können auch Räucherwerk und wohlriechende Kräuter zusammen mit dem Holz verbrennen, um den Geruch zu neutralisieren.

Wenn man eine Partnerschaft beginnt, kann es hilfreich sein, den Partner um Verständnis zu bitten, dass man in bestimmten Fällen sehr stark reagiert, ohne, dass das wirklich seine Verantwortung wäre. Sinngemäß kann man ihm mitteilen: „Ich reagiere so, weil ich an diesem Punkt früher schlimme Erfahrungen gemacht habe. Bitte drücke diesen Knopf nicht bei mir und bitte sei nachsichtig, wenn ich da manchmal stark reagiere.“ Dann lassen die Auseinandersetzungen um das Thema wahrscheinlich nach.

Das Gift wegbringen

Borderline, Erinnerung (belastende), Auslöser (Trigger), Ekel, Familie, Missbrauch, Scham

Mein Vater war immer stolz auf sein schönes Obst. Im Frühjahr war er mit der Spritzpumpe im Garten unterwegs und sprühte Insektizide, Herbizide, Fungizide und Pestizide auf die Bäume und Blumen. Der Säuregehalt des Bodens wurde mit Lackmus getestet, und die empfohlene Menge Düngemittel in den richtigen Proportionen abgemischt. Schneckenkorn, Ratten- und Wühlmausgift rundeten das Programm ab. Wir waren mehr als skeptisch, ob das so gut war, aber er war überzeugt, dass es so sein müsse, und wir konnten ihn nicht davon abbringen. Viele Jahre später war es an uns, die Garage auszuräumen und all die Gifte, Sack für Sack, Kanister für Kanister, Packung für Packung, fachgerecht zu entsorgen. Manche Packungen waren undicht, andere nicht mehr zu entziffern, und eine gefüllte Spritzpumpe ließ sich gar nicht mehr öffnen. Für uns war es keine angenehme Aufgabe. Zuletzt aber, als wir die Chemikalien beim Wertstoffhof abgegeben hatten und die sauber aufgeräumte Garage betrachteten, war es uns, als ob nicht nur wir, sondern auch die Pflanzen und Tiere des Gartens tief durchatmeten.

Wenn wir uns mit früheren Verletzungen der Klienten befassen, ist es mir wichtig, das so zu tun, dass diese nicht noch einmal den Schmerz von damals zu durchleben brauchen. Es geht darum, etwas loszuwerden, nicht darum, es noch einmal zu erleben. Mit der Geschichte von der Entsorgung der Gartengifte kann gleichzeitig Verständnis für das Unbehagen der Klienten geäußert werden, sich mit ihren Belastungen zu befassen und die Notwendigkeit verdeutlicht werden, etwas zu tun, damit diese keinen Schaden mehr anrichten.

Der Rucksack

Erinnerungen (belastende), Selbstbild (Selbstvertrauen), Verantwortung, Verspannung

Du trägst eine schwere Last. Stell dir vor, du wanderst durch die Berge. Dein Rucksack drückt dir auf die Schultern. Du machst eine Rast. Den Rucksack stellst du auf den Boden. Als du ihn öffnest, stellst du fest: „Da sind ja lauter Steine drin! Warum habe ich denn die alle mitgeschleppt?" Was tust du dann? Lässt du den Rucksack mit den Steinen da stehen? Nimmst du die Steine heraus und den leeren Rucksack wieder mit? Wenn du dann weiterwanderst – wie fühlt sich das an?

Die Rucksack-Metapher nutze ich, wenn Menschen im therapeutischen Gespräch anmerken, etwas sei für sie „eine Last", Erinnerungen seien „belastend" oder „schwer zu tragen" oder etwas „ziehe sie herunter", manchmal aber auch, wenn sie von chronischen Muskelverspannungen sprechen. Die Wirkung dieses Bildes ist jedes Mal beeindruckend, mit Blick auf spontane Veränderungen der Muskulatur, der Durchblutung, des Atems und der Stimme ebenso wie auf das psychische Befinden der Betroffenen.

Wenn ein Stein ins Wasser fällt …

Auslöser (Trigger), Alptraum, Erinnerungen (belastende), Panikattacke, Trauer, Zuversicht

„Hört das denn jemals auf?", fragte sie mich. Immer wieder wurde sie von furchtbaren Erinnerungen überschwemmt. Als ob es just in diesem Augenblick passierte, erlebte sie noch einmal die furchtbare Gewalt, die ihr widerfahren war. „Stell dir vor, jemand wirft einen Stein ins Wasser. Von dem Ort aus, wo er aufgeschlagen ist, breiten sich Wellen aus, erst sehr hohe, dann hohe, dann mittelhohe, dann etwas weniger hohe, dann noch weniger hohe, dann immer flachere. Wie lange dauert es, bis keine Wellen mehr da sind?" „Das ist eigentlich nie, die Wellen werden ja nur immer kleiner." „Und was siehst du von den Wellen, wenn du eine Stunde später auf das Wasser schaust?" „Dann sehe ich keine Wellen." „Ich glaube, so ist es mit dem Schmerz. Man kann vielleicht nicht sagen, dass er zu einer bestimmten Zeit aufhört. Aber mit jeder Welle verbraucht sich etwas von seiner Kraft. So wird er wird immer weniger und immer weniger …"

Im Rahmen einer Therapie können immer mehr traumatische Erinnerungen so verarbeitet werden, dass sie immer weniger Starre, Betäubung, Angst oder Körpersymptome erzeugen. Manchmal kann dieser Prozess recht schnell gehen, gelegentlich zieht er sich aber auch über eine lange Zeit, sodass man nicht von einem bestimmten Zeitpunkt sprechen möchte, ab dem der Prozess als abgeschlossen gelten kann. Auch Trauerprozesse haben die Neigung schier endlos zu sein – aber die Intensität des Erlebens schwächt sich immer mehr ab und nach einer gewissen Zeit kann das Mutmachende und Helle zunehmend in den Vordergrund treten. Die Geschichte kann eingesetzt werden, um anzuerkennen, dass manche dieser Prozesse lange dauern – und die Belastung sich dennoch so abschwächt, dass viel Grund zur Hoffnung besteht.

Die Fernseh-aus-App

Auslöser (Trigger), Dissoziation, Erinnerung (belastende)

„Ich habe eine neue App auf meinem Handy", erklärte mir ein Freund. „Wenn du auf einen Knopf drückst, macht sie alle Fernseher in der Umgebung aus. In Gaststätten zum Beispiel ist das ungeheuer praktisch." „Toll", staunte ich. „Was es heutzutage nicht alles gibt." Einige Tage später erzählte mir eine Frau in der Therapie, in ihr laufe immer wieder ein Film ab von den schrecklichen Dingen, die sie erlebt habe. Jemand brauche nur ein bestimmtes Stichwort sagen, dann schalte sich das automatisch ein, und sie könne nichts dagegen tun. Ich erzählte ihr von der App auf dem Handy meines Freundes. „Sage deinem Gehirn einen schönen Gruß, es soll genauso eine App installieren. Es soll sie so programmieren, dass die erste Millisekunde deines Films den Knopf auslöst, der den Film abschaltet. Und wenn es mehrere solcher Filme gibt, sag deinem Gehirn eben, dass es eine App mit mehreren Knöpfen installiert."

Die Metapher ist hilfreich, um das Unbewusste traumatisierter Menschen zu stimulieren, den Beginn intensiver Erinnerungen, die wie ein Geschehen im Jetzt erlebt werden, als Auslöser zu nehmen, um diese sofort wieder zu beenden.

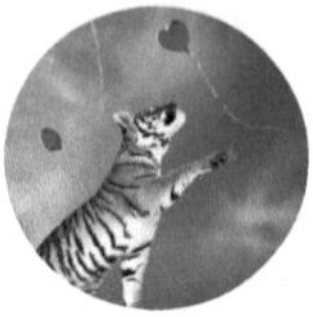

4 Ein neuer Blick auf scheinbar schlechte Reaktionen

Woran erkennen wir Traumatisierung? Wie kommen wir darauf, dass ein Mensch einer schweren Belastung ausgesetzt gewesen war, die ihm auch nach langer Zeit noch zu schaffen macht? In der Regel merken wir es daran, dass ein Mensch auf bestimmte wiederkehrende Reize seltsam reagiert, entweder mit Blick auf die Stärke oder die Art seiner Reaktion. Traumatisch bedingtes Verhalten wird oft von der Umgebung als unangemessen empfunden und entsprechend sanktioniert. Der Mensch, der ein Trauma erlitten hat, kann nun in den Angriff oder die Verteidigung übergehen, er kann sich schuldig fühlen oder schämen – fast immer erfährt er durch die Reaktion der Umwelt auf sein Verhalten und seine Reaktion darauf zusätzliche Nachteile. In vielen Fällen werten sich Menschen selbst für ihr traumatisch erzeugtes Verhalten ab – sie beschimpfen oder beschuldigen sich in stillen oder lauten Selbstgesprächen, sie maßregeln, verstecken oder verletzen sich, sie versuchen automatisiertes Verhalten zu unterdrücken und wirken dabei gehemmt, agitiert oder maskenhaft unnatürlich.

Ein Ziel von Traumatherapie ist es, Respekt und Wertschätzung für ungewöhnliche Verhaltensweisen zurückzugewinnen, um Respekt für den Menschen zu zeigen, der sie äußert. Wir treffen daher eine Unterscheidung: Wir erkennen an, dass jedes noch so ungünstige Verhalten eine positive Absicht verfolgt (oder zur Entstehungszeit verfolgte), auch wenn die Umsetzungsstrategie für diese Absicht ungünstig und sogar kontraproduktiv ist. So können wir dieses Verhalten und den Menschen dahinter würdigen, ohne das Ergebnis seines Tuns für ihn selbst und andere gutzuheißen. Gute Absichten, die oft hinter Symptomen stehen, sind Schutz vor Schmerz, Verletzung und Erniedrigung, Sicherstellen von Zugehörigkeit zu anderen Menschen und die Bewahrung des eigenen Lebens sowie des Lebens und der Unversehrtheit wichtiger anderer Personen.

Indem wir den unmittelbar betroffenen Menschen und ihren Angehörigen die gute Absicht von symptomatischem Verhalten und Erleben in logisch nachvollziehbaren Erklärungen in Bildern plausibel machen, beenden wir die Spirale der darauf aufbauenden Negativreaktionen (in der Begegnung mit anderen wie mit sich selbst), den Reaktionen auf diese, und so weiter. Anstatt die gute Absicht des Symptoms in den Mittelpunkt zu stellen, ist natürlich auch jede andere Form der Neudeutung willkommen, die einen neuen, freundlichen Blick auf das bisher gefürchtete oder verhasste Verhalten ermöglicht.

Mächtige Begegnung

Abgrenzung, Angst, Entwicklung, Konflikt, Religion (Spiritualität), Vertrauen, Verzeihen

„Ein Schüler von mir hat mich lange Zeit nie gegrüßt. Das hat mir unerwarteterweise zu schaffen gemacht“, offenbarte mir eine Sonderschullehrerin. Es gab keinen ersichtlichen Grund für die Verweigerung. „Mitschüler und andere Lehrpersonen wurden von ihm mit Handschlag begrüßt. Mit Ausnahme von mir als seiner Lehrerin und Bezugsperson.

Wie erreiche ich mit Kevin eine persönliche Begegnung?“, fragte sie.

Druck, Zwang und moralische Appelle mussten außen vor bleiben, so gut kannte sie sich und den Schüler.

„Abends stellte ich allerhand Überlegungen an, wie ich am nächsten Tag eine Begegnung in die Wege leiten könnte. Ich fand leider keine Lösung, und auch am Morgen wachte ich nicht mit der zündenden Idee auf. Lange Zeit änderte sich nichts: Beim Grüßen blieb ich weiterhin außen vor.

Im Urlaub konnte ich die Sixtinische Kapelle besuchen. Da sah ich die Erschaffung Adams, dieses Bild von Michelangelo, auf dem sich der Zeigefinger Gottes und der des ersten Menschen gerade berühren. Wieder zurückgekehrt, begrüßten sich bei Schulbeginn alle mit Handschlag. Der Schüler sah mich und wollte sich schon wegdrehen. Da streckte ich den Finger der rechten Hand in seine Richtung. Und er hielt den rechten Zeigefinger ebenso in die Höhe und mit einem Lächeln begrüßten wir uns, so wie Adam erschaffen wurde."

Diese Geschichte wurde in Elternberatung und Supervision mit Lehrkräften erzählt. Traumatische Erfahrungen von Schülern zeigen sich oft in unverständlichem Handeln. Eltern und Erziehende lassen sich abwerten, wenn sie von einfachen Begegnungen ausgeschlossen werden. Die Suchhaltung anzuregen, um dem Hindernis neue Gesichtspunkte abzugewinnen, ist hier ein pädagogisch aufbauender Weg, welcher dem Jugendlichen hilft.

Abnorme Wintertage

Angst, Krise, Tod, Ungewissheit, Zuversicht

Beim Bienenhaus gegenüber sah ich an ungewöhnlich warmen Wintertagen Bienen fliegen, obwohl keine Blüte zu sehen war. „Das ist in Ordnung", meinte der Imker, „die nutzen das abnormale Wetter und gehen aufs Klo. Die würden sonst krank, bekämen die Ruhr." Also bedeutet ihr Verhalten etwas Gutes. So einfach und gut eingerichtet, dachte ich. Ich stellte mir vor, wie auch ich meine Zeit nutzen kann, wenn mir wieder mal was Abnormales begegnen wird. Doch als ich im Winter an ungewöhnlich vielen abnorm warmen Tagen die Bienen fliegen sah, machte ich mir dennoch Sorgen. „Ja, der häufige Wetterwechsel lässt sie mitten im Winter ihre Brut beginnen“, meinte der Imker jetzt. Also etwas Schlechtes. „Vielleicht, sie brauchen dafür einfach mehr Futter und sind dann im Frühjahr schon früher bereit, Honig zu sammeln.“ „Nun, das ist ja etwas Gutes“, musste ich anmerken. „Ja, ist es. Außer sie überwintern dadurch schlecht, brauchen mehr Futter und verhungern.“ Ich hab's gewusst: abnorme Wintertage sind der Tod fürs Bienenvolk. „So oder so“, meinte der Imker auf meine Erkenntnis, „am Wetter kann ich nichts ändern, abnorme Tage gibt's jederzeit. Jedoch in der zweiten Winterhälfte, da lege ich eine warme Isolation oben auf den Bienenstock. Im Winter ist mir noch kein Volk erfroren.“

Unsicherheit gegenüber der Welt kann Menschen in Traumasituationen destabilisieren. Die Frage „Was ist gut und was ist schlecht?“ lässt sich nicht einfach beantworten. Ein „Imkerblick“ auf das Wesentliche (kaltes Wetter – warmer Bienenstock) hilft die Situation zu klären.

Glühwürmchenhöhle

Angst (Angst vor der Angst, generalisierte Angststörung), Mut, Phobie, Vertrauen

„Wenn du mal nach Neuseeland kommst“, sagte sie, „dann besuche unbedingt die berühmten Glühwürmchen-Höhlen. Das sind Tropfsteinhöhlen, in denen Tausende von Glühwürmchen an den mit Pilzgeflecht bedeckten Wänden und Decken leben. Ist zwar eine typische Touristenattraktion mit vielen Besuchern, aber sehr beeindruckend. Allerdings nur dann, wenn man die Dunkelheit aushalten kann. Der Weg durch die Höhle ist natürlich gut beleuchtet, aber wenn man die Glühwürmchen sehen möchte, muss der Höhlenführer das Licht ausschalten. Dann dauert es eine

Weile, bis die Augen sich an die Dunkelheit gewöhnt haben. Und die ersten Sekunden sind für viele schwer auszuhalten. Aber plötzlich, im Stockdunkeln, sieht man sie leuchten. Hellblau und strahlend. Erst einige wenige, dann immer mehr. Es ist wunderschön und man vergisst völlig, dass man im Dunkeln irgendwo unter der Erde ist. Am Anfang war mir das echt unheimlich, aber später auf dem Rückweg bat ich unseren Guide noch ein paar Mal, das Licht auszumachen, damit ich nach Glühwürmchen suchen konnte." Sie schwieg eine Weile. „Es ist doch erstaunlich, wie gut ich meine Angst vor der Dunkelheit in Schach halten konnte, weil ich mich auf etwas Schönes konzentriert habe. In einem Nationalpark habe ich später sogar allein eine Nachtwanderung unternommen, um die Glühwürmchen im Busch zu suchen. Hab sie auch gefunden", sagte sie leise und lächelte.

Hier geht es darum, sich auf sanfte Weise seinen Ängsten zu stellen und Vertrauen zu sich selbst und seinen Fähigkeiten zu erlangen. Die Glühwürmchen helfen – gleichsam als Licht am Ende des Tunnels – Situationen, die bisher bedrohlich anmuteten, aus einer neuen Perspektive zu betrachten.

Das Ende

Depression, Religion (Sekte), Suizid/Suizidalität, Tod, Trauer

Ein Lemming wollte es allen Tieren kundtun: „Sterben ist das Wichtigste im Leben. Eines Tages werden wir alle gestorben sein." Die anderen Tiere wurden nachdenklich.

Das freute den Lemming, denn schlussendlich ist für alle Lemminge das Sterben der Lebenssinn. Da kam er zur Schildkröte. Sie kaute genüsslich an einer überreifen Feige, welche vom Baum gefallen war. „Höre Schildkröte, ich muss dir etwas ganz Wichtiges mitteilen: Eines Tages werden wir alle gestorben sein! Was sagst du dazu?" Die Schildkröte kaute noch ein wenig weiter auf der süßen Feige und meinte: „Ja, ja, aber an den restlichen Tagen leben wir.“

Oft ist es eine Frage der Gewichtung, was wir erleben. Betrachten wir die Welt mehr aus dem Blickwinkel der Lemminge oder dem einer Schildkröte? Es ist sinnvoll, sich mit der Endlichkeit auseinanderzusetzen. Dadurch werden die restlichen Tage bewusster erlebt. Es ist aber ebenso sinnvoll, sich mit den anderen Tagen zu beschäftigen. Damit wird auch das Erleben der Endlichkeit anders.

Der Postillon

Burnout, Depression, Erinnerungen (belastende), Freundschaft, Verantwortung, Zuversicht

Als Kind habe ich mit meiner Oma herrliche Filme gesehen. An einige kann ich mich noch gut erinnern, besonders an den mit dem Postillon. Der fuhr mit seiner Kutsche quer durch die Lande, hatte ein Horn dabei, in das er stieß, um seine baldige Ankunft zu vermelden, und sobald er in ein Dorf kam, wurde er mit Begeisterung und Freude von den Menschen dort empfangen. Schließlich brachte er Briefe ihrer Lieben und Neuigkeiten aus der Welt mit. Allein der Klang des Wortes – Postillon – hatte es mir angetan, und hat auch heute noch eine besondere Bedeutung für mich: Darin stecken Fernweh, Neugier, Freundschaft und Zuverlässigkeit. Josef, so hieß der Postillon, hatte aber einen langen Weg zurückzulegen, bis er ein so erfülltes und fröhliches Leben führen durfte. Als junger Mann war sein Lächeln noch sehr unsicher, er pustete zu leise in sein Horn, sodass die Dorfbewohner ihn nicht kommen hörten und manch einer einen Brief zu spät fertigstellte, um ihn Josef mitgeben zu können. Alle beschwerten sich, und so übte er fleißig, und beim nächsten Mal gellte sein Horn den Leuten so laut in den Ohren, dass diese noch tagelang klingelten und die Hälfte des Dorfes unter kurzzeitiger Schwerhörigkeit litt. Aber sowohl Josef als auch die Dorfleute gaben nicht auf. Sie redeten, verhandelten, besprachen, schlugen vor und verwarfen ihre Wünsche und Ideen so lange, bis Josef es genau richtig machte. In genau der passenden Lautstärke kündigte er sein Kommen an, sodass alle Bewohner sich vorbereiten konnten, die letzten Briefe zum Mitgeben fertig machten, einen Krug Wasser für Josef bereitstellten und ihm die Kinder entgegenschickten. Ja, in einem Dorf kamen die Nachrichten und Informationen in einer so passenden Art an, dass alle Hand anlegten und Josef, als er zu alt zum Herumkutschieren wurde, ein Häuschen in ihrem Dorf bauten und ihn in ihre Gemeinschaft aufnahmen.

Der Umgang von Menschen mit Traumatisierungen bewegt sich häufig zwischen zwei Polen: der Dramatisierung des Erlebten und der Bagatellisierung. Die Spanne zwischen Hypersensitivität, also erhöhter Alarmbereitschaft, und Abstumpfung und Starre ist beträchtlich und es kann zu schnellen und starken Schwankungen zwischen den Polen kommen. Hier lädt die Geschichte Betroffene und Angehörige dazu ein, bewusst eine Neujustierung der unbewussten Alarmreaktionen zu versuchen, um angemessen auf vermeintliche und tatsächliche Bedrohungen zu reagieren.

Die Vereinbarung

Angst (Angst vor der Angst), Flashback, Herzinfarkt, Panikattacke, Selbständigkeit (Selbstvertrauen, Selbstwirksamkeit), Wahn (Hypochondrie), Zwang

„Kannst du meinem Mann helfen? Er leidet unter Panikattacken und traut sich kaum mehr aus dem Haus. Darf er dich mal anrufen?" „Natürlich!" Kurz darauf erzählte mir der Mann von seinem Schwächeanfall in der S-Bahn auf dem Weg zur Arbeit.

In der Notaufnahme wurde ein erhöhter Blutdruck festgestellt, das Herz sei jedoch in Ordnung, er müsse nur gut darauf achten. Diese letzten Worte hatte er sich gemerkt, dass aber der Zustand seines Herzens aktuell keinen Grund zur Sorge gab, vergaß er gleich wieder. Von da an lauschte er unablässig in sich hinein, jede kleine ungewohnte Regung wurde zu einem Problem. Er schlief miserabel, beäugte seinen Blutdruck misstrauisch und ging immer weniger aus dem Haus. Mit der S-Bahn fuhr er schon gar nicht. Ob er vor dem Vorfall seinen Blutdruck bereits beobachtet habe, fragte ich ihn. „Hm, eher nicht. Mein Arzt hatte zwar gesagt, da müssten wir ein Auge darauf haben, aber das habe ich nicht ganz ernst genommen." Daraufhin gratulierte ich ihm zu der Weisheit seines Unbewussten, welches ihm mit dem Anfall in der Bahn einen kleinen Stups gegeben habe, um ihn an das anstehende Thema zu erinnern. „So habe ich das noch gar nicht gesehen", meinte er. „Darüber denke ich einmal nach." Wir sprachen auch über eine Fußballmannschaft, in der jeder Spieler eine bestimmte Strategie verfolgt, damit das Team als Ganzes gewinnen kann. „Stell dir vor", sagte ich, „dass du in deinem Inneren auch so ein Team hast, und ein Spieler ist dafür verantwortlich, dass du gesund bleibst. Dieser hat deinen Schwächeanfall sozusagen als Warnschuss veranlasst. Nun fehlt ihm aber die Rückmeldung, dass du das auch verstanden hast, und so hat er Kollegen herbeigerufen, die die Wirkung durch ihre Reaktionen noch verstärken. Du als Trainer könntest eine Teamsitzung veranstalten und mit allen eine Vereinbarung treffen. Du könntest ihnen erklären, dass du nun regelmäßig den Blutdruck kontrollierst und Arzttermine wahrnimmst, dass du einen abendlichen Spaziergang machen wirst und ähnliches, und dann können deine Teamkollegen die Angstreaktionen zurückfahren und diese durch Zuversicht und Freude ersetzen. Was meinst du?" Nun ja, ein bisschen schräg kam ihm das Ganze schon vor, aber schließlich meinte er, das klänge ja doch gar nicht so unlogisch und er wolle das mal versuchen. Zwei Wochen später hörte ich wieder von ihm. Er beschwerte sich über die Vieltelefonierer in der S-Bahn. Sie stören ihn beim Lesen.

Wenn nach einer traumatisch erlebten Situation keine Rückkehr zu normalen Verhältnissen mehr gelingt, sondern Angstvorstellungen ein Eigenleben entwickeln und sich beständig bei uns melden, kann es hilfreich sein, sich zunächst einmal zu fragen, ob vielleicht eine wertvolle Information in der ursprünglichen Situation versteckt gewesen sein kann. Nimmt man das Bild des inneren Teams, können Verhandlungen zu einer veränderten Beurteilung und Wahrnehmung von bis dahin als belastend empfundenen Situationen führen.

Mein Ressourcenshop

Angst (generalisierte Angststörung), Familie, Partnerschaft, Selbstvertrauen, Wut

Wenn ich an der Post vorbeigehe, sehe ich häufig eine Schlange von Leuten, die online bestellte Ware zurückschicken, weil etwas nicht passt, sie sich in der Bestellung geirrt haben oder aus anderen Gründen. Wenn der Artikel defekt ist, bestellen manche gleichzeitig mit dem Zurückschicken den Artikel erneut. Bevor also der kaputte Artikel wieder im Lager ankommt und verbucht ist, ist der neue schon da. Das finde ich praktisch und habe mir eine Art inneren Ressourcenshop vorgestellt, der so ähnlich funktioniert. Er ist ein kleines bisschen magisch und erinnert mich an die Zauberläden in der Winkelgasse bei Harry Potter. Diesen magischen Onlineshop nutze ich inzwischen regelmäßig. Da ich davon ausgehe, dass alle meine Fähigkeiten und Eigenschaften ursprünglich einem guten Zweck dienten, auch die, die ich gerade nicht haben will, wie zum Beispiel Ängstlichkeit, Sturheit, Empfindlichkeit oder Wut; wenn diese über das Ziel hinausschießen und eben gerade nicht besonders hilfreich sind, packe ich sie liebevoll in ein kleines Paket und sende sie mit dem Vermerk „Bitte aufheben und etwas Passenderes zurücksenden" an den Ressourcenshop in meiner inneren Winkelgasse. Die Zustellung der neuen Bestellung ist nicht immer prompt, manchmal hat mein Onlineshop auch Lieferschwierigkeiten oder die Post streikt, aber meistens geht es erstaunlich schnell. Und mir erstaunlich schnell besser.

Diese Geschichte kann zeigen, dass es in der Therapie nicht um das Entfernen von Eigenschaften geht, sondern um ein Verändern und Neubewerten. Sie verdeutlicht die therapeutische Sicht, dass jeder Mensch zu jeder Zeit bemüht ist, das Beste für sich zu erreichen. Die eingesetzten Mittel sind nicht per se als „schlecht" anzusehen, sondern können in anderen Kontexten durchaus erwünscht sein. Fehlreguliertes Verhalten, welches sich aus früheren Belastungen erklärt, kann so wertschätzend aufgehoben werden.

Transportsystem

Burnout, Depression, Erinnerung (belastende), Schmerz, Trauer, Trennung

„Ich habe wirklich keine Lust mehr", sagte er, „ich werde die ganzen alten Themen einfach nicht los und ständig kommen neue hinzu. Ich wälze Probleme, drücke mich vor Entscheidungen und fühle mich wie gelähmt. Echt, mir reicht's." Er ließ sich in einen Sessel fallen. „Wie kommst du nur mit all deinen Herausforderungen klar?" „Ach, ich habe mir Hilfe in der Uni geholt", antwortete sein Freund. „Aber nicht im psychologischen Seminar, falls du das denkst, sondern im Aufzugsschacht." Der andere schüttelte den Kopf: „Das verstehe ich nicht". Sein Freund grinste: „Du kennst doch die Paternosteraufzüge bei uns. Stell dir doch mal vor, dass dir so einer vor die Füße fährt. Und, statt selbst einzusteigen, kannst du die kleinen Kabinen be- und entladen. Wenn er von unten heraufkommt, dann bringt er schöne Erlebnisse, glückliche Momente, Stärken und Fähigkeiten mit. Die schnappe ich mir. In die freie Kabine packe ich nun für den Weg nach oben meine

Schwächen, belastende Erinnerungen und alles das, was im Moment nicht hilfreich ist und ich nicht gebrauchen kann. So ein Paternoster ist ja irgendwie was Besonderes, man kann einfach rundherum fahren. Und ich stelle mir dann vor, wie irgendwie dann, wenn die Kabine um das Antriebsrad oben und unten herumfährt, die Dinge, die ich hineingetan habe, transformiert werden und als etwas Hilfreiches wiedererscheinen." Er wartete einen Moment. „Kannst mich ja mal in der Uni besuchen kommen, wenn du magst." „Ja, warum eigentlich nicht", sagte er und erhob sich schwungvoll aus seinem Sessel.

Diese Übung hilft, Belastendes loszulassen und sich eigener Stärken und Ressourcen wieder bewusst zu werden. Dabei werden die aktuell als nicht hilfreich erlebten Reaktionen nicht entfernt, sondern transformiert. In anderen Fällen könnten sie durchaus gebraucht und mit Hilfe des Paternosters wieder an die Oberfläche transportiert werden. Die Metapher des sich immerwährend bewegenden Paternosters kann auch helfen, eine im traumatischen Erleben oft vorherrschende Starre zu überwinden.

Geklappt und gekippt

Adoption, Borderline, Hilflosigkeit (Opfer- und Täterkonstrukte), Multiple Persönlichkeit, Patchwork, Verzeihen

„Was soll ich mit meiner Pflegetochter machen? Ich könnte Melanie an die Wand klatschen, aber das reicht nicht. Am liebsten möchte ich sie zurückgeben. Sie lügt und lächelt dabei, sie beklaut uns und war es nicht, sie spielt sich auf: Was uns einfällt, ihr solche schlimmen Sachen zu unterstellen, und wenn sie überführt ist, macht sie uns eine Szene, heult, schimpft und knallt die Türen – oder geht aus dem Haus und sagt, sie bringt sich um. Abends kommt sie dann heim und tut, als wäre nichts gewesen. Nachts frisst sie den Kühlschrank leer und tags weiß sie nicht, warum das

Essen weg ist. Und wenn wir mal einen richtig schönen Tag haben, dann macht sie abends alles kaputt. Eine Riesenszene aus rein gar nichts. Ich habe es so satt!"

„Kennen Sie das, wenn man ein Fenster versehentlich gleichzeitig klappt und kippt? Das hängt dann windschief im Raum und schlackert herum. Kennen Sie das, wie schwierig es ist, es dann wieder in die richtige Position zu bringen?

Vielleicht verhält Melanie sich so, als ob sie auf eine Situation von jetzt und auf eine von früher reagiert. Einzeln ergibt jede einen Sinn, gleichzeitig aber nicht: Weder wird sie den Gefahren von früher noch den Herausforderungen von jetzt gerecht. Etwas ist aus dem Lot, und doch ist die Absicht gut. Erlauben Sie mir, das zu erklären:

Ich stelle mir zum Beispiel vor, vor langer Zeit, als Melanie noch bei ihren Eltern war, haben die ihr eine gescheuert, wenn sie die Wahrheit gesagt hat, und auch, wenn sie beim Lügen nicht überzeugend genug aussah. Vielleicht gab es aber auch nichts zum Essen, wenn sie es nicht geklaut hat – und aussah, als habe sie nichts mit der Sache zu tun.

Ich stelle mir vor, lieb und harmlos zu erscheinen oder eine gigantische Szene zu veranstalten, waren vielleicht die Dinge, die ihr Schläge und Strafen erspart haben.

Ich stelle mir vor, vielleicht haben die Eltern, wenn sie quietschvergnügt war und vor Freude schrie, ihr eine gepfeffert – und sie hat es starr und ohnmächtig erlitten. Und vielleicht hat sie herausgefunden, dass sie im Handeln und Gestalten bleibt, wenn sie die schönen Zeiten kaputt macht, bevor es jemand anderes tut – dann ist sie nicht mehr starr, sondern beweglich, und nicht mehr ohnmächtig, sondern mächtig.

Stellen Sie sich vor, wie Sie das Fenster zuklappen, erst in die eine Richtung, mit der Würdigung, dass Melanie nicht im Jetzt, aber im Damals Gründe hatte, sich so zu verhalten, und dann in die andere Richtung, mit der Würdigung, dass Sie im Jetzt das Recht haben, verletzt und wütend und traurig zu sein. Und doch ist es gut, wenn Sie wissen, dass Melanies Verhalten nichts, aber auch gar nichts, mit Ihnen zu tun hat. Können Sie damit etwas anfangen?"

Die Klientin konnte etwas damit anfangen. Wenn wir uns vergegenwärtigen, wie die Ursprungssituation ausgesehen haben mag, in der das unmögliche Verhalten eines uns nahestehenden Menschen einmal einen Sinn ergab, kann das Verletzungen reduzieren und helfen, trotz Komplikationen in einer guten Beziehung zu bleiben.

Viele Gesichter

Adoption, Borderline, Hilflosigkeit (Opfer- und Täterkonstrukte), Multiple Persönlichkeit, Vertrauen, Verurteilung

„Melanie hat so viele Gesichter, ständig schaltet sie um und ist wie ein anderer Mensch. Ich weiß gar nicht, mit wem ich es zu tun habe!"

„Man redet ja manchmal von multiplen Persönlichkeiten, und ich dachte immer, das ist etwas ganz Seltenes, was es fast nur in Lehrbüchern gibt. Aber vielleicht ist es auch etwas ganz Häufiges, so häufig, dass es in seiner unauffälligen Form fast schon normal ist. Stellen Sie sich einmal vor, viele von uns hätten viele Persönlichkeiten, und Melanie auch. Wenn es recht ist, machen Sie einmal eine Liste von allen Melanies, die Sie kennen. Was denken Sie, gibt es fünf oder zehn oder zwanzig oder mehr? Geben Sie jeder von ihnen einen Namen, liebevoll oder frech, nur nicht zu böse. Wenn Sie wollen, können Sie auch eine kurze Zeichnung anfertigen zu jeder Melanie, die Sie entdeckt haben. Hängen Sie die Liste in Ihren Schlafzimmerschrank und ergänzen Sie sie ab und zu. Und zwischendurch, wenn Melanie Sie wieder überrascht, überlegen Sie: Welche Melanie war das? Hat sie einen Namen? Kenne ich sie schon? Und dann antworten Sie genau dieser Melanie und keiner von den anderen … Ist das für Sie in Ordnung?"

Die Klientin begrüßte die Idee. Sie führte die Anweisung aus und fand sie sehr hilfreich, um ruhig und geordnet auf die verschiedenen „Melanies“ zu reagieren, die ihr begegneten. Der Umgang zwischen Pflegemutter und Pflegetochter entspannte sich dabei.

Des Menschen Wolf

Aggression, Authentizität, Selbstbild, Treue, Verurteilung, Vertrauen, Wut

Es ist erstaunlich, dass wir heute die Nachfahren der Wölfe dafür einsetzen, um Menschen und sogar Schafe zu beschützen. Wissenschaftler nehmen an, dass diese Entwicklung bis in die Steinzeit zurückreicht. Damals haben die Menschen ihre Abfälle auf einem Müllplatz außerhalb ihres Lagers entsorgt, nicht zu weit, um sich lange Wege zu ersparen, aber auch nicht zu nah, wegen des Gestanks und der Gefahr von Infektionen. Auf den Abfall kamen auch tierische Abfälle, und dafür interessierten sich die Wölfe. Die Wölfe begannen, die Fleischreste als Geschenke der Menschen aufzufassen, während die Menschen sich freuten, dass die Wölfe den Haufen sauber hielten, Bären vom Lager fernhielten, die Menschen vor Gefahr warnten und sie schließlich sogar mit Zähnen und Klauen gegen Angriffe feindlicher Stämme verteidigten. So wurde es zu einer Mutprobe für junge Männer, einem Wolf das Fleisch mit der bloßen Hand zu reichen. Oder sollen wir sagen: Es wurde eine Mutprobe für junge Wölfe, das Fleisch aus der Hand eines Menschen zu nehmen? Der Bann war gebrochen: Die Wölfe verteidigten mit noch größerer Treue die Menschen, und die Menschen fütterten und streichelten die Wölfe. Man sagt, die Menschen hätten die Wölfe zu Hunden gemacht. Vielleicht haben die Wölfe uns aber auch zu den Menschen gemacht, die wir sind: Womöglich trug es zur Möglichkeit bei, sesshaft zu leben, dass die Wölfe (und später die Hunde) sie gegen Überfälle nomadisch lebender Gruppen geschützt haben. „Der Mensch ist des Menschen Wolf", hat ein Philosoph gesagt. Aber der Wolf ist nicht böse. Die Menschen der Steinzeit wussten das; die späteren haben es vergessen. Erst jetzt haben wir begonnen, ihn mit neuen Augen zu sehen.

Die Beziehung zwischen Menschen und Wölfen hat mehr Facetten als wir auf den ersten Blick erkennen. Die Interessenlagen sind in komplexer Weise miteinander verschränkt. So ist es auch mit unseren Beziehungen zu Familienmitgliedern oder auch zu unseren inneren Impulsen, die abwechselnd als förderlich und beschützend oder als bedrohlich und zerstörerisch erlebt werden können. Die Geschichte kann eingesetzt werden, wo Menschen sich im Umgang mit Treue und Wut, überhaupt mit ihren Gefühlen gegenüber Familienmitgliedern zwiespältig und zerrissen fühlen oder deren Gefühlsleben sich verhärtet hat. Der Blick auf die Wölfe kann dazu beitragen, authentisch und wertschätzend mit eigenen aggressiven Impulsen umzugehen und dadurch Gefühle von Scham und Schuld zu reduzieren.

Ich bin schuld

Schuld, Selbstabwertung (Selbstbewusstsein), Vertrauen, Verurteilung, Verzeihen

Ich höre eine Stimme in mir: „Du bist an allem schuld." Sie erinnert mich an etwas. Damals, ich war dabei, als es passierte. Immer wieder kommt es mir in den Sinn: Schuld, an allem. Neulich fragte mich jemand, dem ich meinen Gedankenkreislauf erzählte: „Du bist schuld an allem? Bisher dachte ich immer, wer schuld an allem ist, muss ein Gott sein, welcher alles erschaffen kann. Und jetzt darf ich einen echten Gott kennenlernen? Hab Dank!"

Es gibt Momente, in welchen diese Gedanken nicht aus dem Gehirn weichen wollen: „Ich bin schuld!“ Und einer Selbstabwertung folgt die nächste. Schlussendlich bin ich „so klein mit Hut“. Aber selbst in einer Abwertung kann eine ungeheure Aufwertung drinstecken.

Die Nilkrokodilmutter

Angst, Gefangenschaft, Hilflosigkeit (Opfer- und Täterkonstrukte), Verurteilen

Eine drei Meter lange, massige und furchteinflößende Nilkrokodilmutter trotzt der sengenden Hitze Afrikas, um ihre 15 Eier zu bewachen, die liegen unter dem Sand verscharrt lagen. Obwohl Krokodile nicht schwitzen können, hält es diese Mutter beinahe 80 Tage beim Nest aus, ohne dabei etwas zu fressen.

Jetzt endlich schlüpfen die kleinen Krokodile aus ihren Eiern. Und nun geschieht das kaum Fassbare. Die Mutter packt mit den riesigen Zähnen ihres kräftigen Gebisses, eines nach dem anderen, bis sie das Maul voll hat. Aufgrund irgendwelcher Naturgesetze wird sie jetzt gleich alle genüsslich in ihren riesigen Schlund hinunterschlucken. Aber nein – ein eher lustig anzusehendes Schauspiel entsteht: Die einen Tierchen lugen mit ihrem Köpfchen, die anderen mit ihrem Schwänzchen zum Maul heraus. Die Szene erinnert an ein überfülltes Gefängnis mit Gitterstäben, durch welche die Gefangenen zu sehen sind. Doch nun trägt die Krokodilmutter ihre kostbare Fracht sorgfältig zum Fluss und lässt sie ins seichte Wasser hinab.

Das Kopfkino – eine wunderbare Einrichtung – kann uns manchmal arge Streiche spielen. Denn Vorannahmen – evtl. im Verlauf der Biografie als wenig hilfreiches Muster gefestigt – können gewisse Situationen erst als gefährlich aussehen lassen, welche sich im Nachhinein als ungefährlich und sogar als Fürsorge herausstellen.

Eis am Stiel

Angst, Hilflosigkeit (Täter- und Opferkonstrukte), Schmerz

Der Bösewicht, an den Stuhl gefesselt, will sein Geheimnis noch immer nicht preisgeben. Der Gute erzählt drohend, mit einem gefährlich zischenden Schneidbrenner in der Hand, dass sich Verbrennungen zu Beginn anfühlen würden, als würde man mit Eis berührt.

Nun schlendert er betont lässig auf die dem Bösen abgewandte Seite zu einem Kühlschrank. Er entnimmt ihm ein Erdbeereis am Stiel, wickelt das Papier ab und drückt das Eis an den nackten Rücken des Bösen. Dieser glaubt jetzt die erste Kühle der furchtbaren Verbrennung zu verspüren und schreit das längst geforderte Geheimnis in den Raum hinaus.

Der Gute spaziert jetzt, wiederum betont lässig, ins Gesichtsfeld des Bösen und zeigt ihm triumphierend das Eis am Stiel. Dieser sinkt, vorhin in Anspannung des vermeintlichen Verbrennungsschmerzes, erlöst und entspannt in den Stuhl zurück.

Nicht jedes katastrophale Erlebnis muss sich traumatisch auswirken. Werden belastende Begebenheiten und blockierende Vorannahmen neu eingeordnet (Reframing), ermöglicht das oft den Weg zu befreienden Erkenntnissen und neuen Verhaltensweisen.

Krise und Chance

Krise, Vertrauen, Zuversicht, Selbständigkeit (Selbstverantwortung, Selbstwirksamkeit)

Der Schüler kommt zu seinem Meister und berichtet von den Erlebnissen, die ihm widerfahren waren. „Komm, setz dich zu mir", sagte der Meister, „ich erzähle dir etwas über zwei außergewöhnliche Bilder, welche vor rund viertausend Jahren erstmalig aufgetaucht sind und vermutlich eine wahre Geschichte in sich tragen."

„Das erste Bild erzählt von Furcht und Gefahr, man kann auch sagen, von einer wahrhaftigen Krise. Auf einer steilen Klippe steht, nervös hinunterblickend, ein Mann oder vielleicht auch eine Frau; es ist von Weitem nicht genau ersichtlich. Doch es ist klar, dass sich dieser Mensch vor der Höhe dieser Klippe fürchtet. Währenddessen befindet sich jemand unterhalb der Klippe, der über die sich ihm bietende, gefährliche Szene, starr vor (Ehr-)Furcht auf die Knie gesunken ist.

Auf dem anderen Bild sind ein Baum und ein hölzerner Webstuhl abgebildet. Auf diesem uralten Webstuhl sind sogar noch zwei eingespannte Fäden zu erkennen. In seiner Urform versinnbildlicht er die Himmelsmechanik, die für Ebbe und Flut steht. Weil die Gezeiten für die seefahrenden Menschen seit jeher fruchtbringend sind, steht dieses Bild für den ‚richtigen Augenblick' oder die ‚günstige Gelegenheit', bzw. für die Chance.

So wird mit den beiden Zeichen in der chinesischen Schrift das Wort Gefahr beschrieben. Im ersten ist das Wéi dargestellt, welches, wie bereits erwähnt, die Krise bedeutet. Indessen wird mit dem zweiten Zeichen, dem Jī, gleichzeitig die Chance dargestellt."

„Bedeutet dies", fragt jetzt der aufmerksame Schüler, „dass ich trotz der schlimmen Erlebnisse auch meiner eigenen Geschichte einen heilsamen Sinn geben kann?"

Der Meister wiegt jedoch nur bedächtig sein Haupt und lächelt seinen Schüler wohlwollend an.

Die alten Chinesen haben erkannt, dass eine Krise immer eine zweite, heilsame, wenn auch oft schwer zu ergründende Seite besitzt. Die gilt es als Chance zu erkennen und zur eigenen Heilung als Ressource zu nutzen.

Vom Aussterben der Drachentöter

Aggression, Allergie, Asthma, Autoimmunerkrankung, Entzündung, Konflikt, Vertrauen, Zuversicht

Es war einmal ein Drachen, der lebte in einer Höhle und passte auf seinen Schatz auf.

Was ihn aber sehr nervte, war, dass alle naselang Ritter vorbeikamen, die ihn töten und ihm seinen Schatz rauben wollten. Er musste sie alle umbringen. Das war ihm lästig und hinderte ihn oftmals am Schlafen. Die Leute des Landes wiederum litten darunter, dass er in den warmen Sommermonaten gerne ausgedehnte Spaziergänge unternahm. Manchmal, wenn er einen Insektenschwarm in die Nase bekam, musste er niesen, und immer wieder kam es vor, dass er den Bauern mit seinem Feueratem die Ernte anzündete. Der König des Landes hatte daher demjenigen den Schatz des Drachens versprochen, dem es gelänge, das Untier zu töten. Immer wieder kamen mutige Männer vor den König, die versprachen, dem Drachen den Garaus zu machen. Der eine zog mit einer Lanze los, der andere mit dem Schwert, der dritte mit Feuer. Doch keiner von ihnen kehrte je zurück.

Als schließlich alle Mutigen im Land vom Drachen vernichtet worden waren und sich nichts zum Besseren gewendet hatte, fiel eine Schwermut auf den König. Noch einmal schickte er seine Herolde aus mit der Frage: „Hat denn keiner im Land eine Idee, wie wir dem Übel aus der Drachenhöhle beikommen können?"

Die Hoffnung hatte ihn beinahe gänzlich verlassen, da trat vor den König ein Junge, der sagte: „Ich gehe in die Höhle des Drachen!"

Der König zögerte. Was konnte dieser Junge schon ausrichten? Er war ja, wie es schien, noch nicht einmal bewaffnet. Konnte man es verantworten, ihn ziehen zu lassen, um wie die anderen vom Drachen vertilgt zu werden? Der Junge bat aber sehr darum, gehen zu dürfen, und da der König nicht wusste, was er sonst tun sollte, ließ er ihn ziehen.

An der Höhle angekommen, rief der Junge in die Höhle hinein: „Drache, ich muss dich etwas fragen!" „Was willst du mich denn fragen?", donnerte der Drache zurück. „Warum verbrennst du unsere Felder, sodass wir hungern müssen, und tötest alle unsere mutigen Ritter?" „Sind das eure Felder? Das hatte ich gar nicht bemerkt. Das tut mir leid. Aber die Ritter muss ich töten, weil sie mich belästigen und am Schlafen hindern." „Drache, wir könnten es so machen: Könntest du vielleicht aufpassen, dass du unsere Ernte nicht anzündest, und ich sorge dafür, dass dich keine Ritter mehr beim Schlafen stören?" „Kein Problem, ich kann ja auch woanders spazieren gehen. Würdest du mir dafür tatsächlich die Ritter vom Leib halten?" „Das würde ich für dich tun." „Dann könnte ich endlich einmal wieder durchschlafen. Das ist ja traumhaft! Wie kann ich dir das danken?" „Könnte ich vielleicht von deinem Schatz etwas abhaben?" „Klar doch, ich habe ja genug. Wir können ihn uns teilen."

Die Geschichte verwende ich, um zu verdeutlichen, dass ein Trauma auf einer Überlastungsreaktion beruht, bei der gute Absichten aufgrund einer Fehlinterpretation umgesetzt werden. Wenn man mit den Instanzen kommuniziert, die dieses Missverständnis erlitten haben, lässt sich die Traumatisierung oft erstaunlich mühelos auflösen.

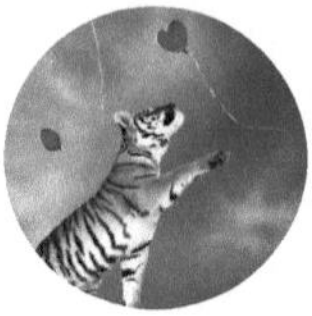

5 Zugehörigkeit erleben lassen

Wenn wir sagten, dass der Ursprung traumatischer Belastungen nicht nur in akuten Belastungsereignissen, sondern auch in früheren Erfahrungen von Ausgeschlossenheit und Schutzlosigkeit liegt, heißt das auch, dass Erfahrungen von Tod und Trennung, Abwertung und Ausschluss auch spätere traumatische Reaktionen begünstigen und dass Erfahrungen von Zugehörigkeit und Wertschätzung heilende Wirkung haben können. Natürlich kann es sein, dass sich ein Mensch, der von Menschen enttäuscht wurde, gegen solche Erfahrungen abgrenzt – es ist, als ob er sagte:

„Bloß kein Vertrauen! Vertrauen bringt Missbrauch, ich hab's erlebt.

Bloß kein Glück, denn Glück bringt Unglück; ich kenn's von früher.

Und Hoffnung bringt Enttäuschung. Bloß nicht! Das tut doppelt weh."

Bevor man an der Auflösung anderer „Trigger" arbeiten kann, ist es zuweilen nötig, Konditionierungen wie diese zur Sprache zu bringen und das Innere (das Gehirn, die Seele, das Unbewusste) des Klienten zu bitten, diese in etwas anderes zu transformieren oder gegen etwas tatsächlich Hilfreiches einzutauschen.

Alles was wir tun, damit ein Mensch sich als willkommen, angenommen und im guten Sinn zu anderen zugehörig erlebt, trägt zur Auflösung traumatischer Reaktionen bei. Dabei ist es bemerkenswert, dass die Menschen, die uns ein Erleben von Stabilität und Identität vermitteln, meistens gar nicht physisch anwesend sind. Es ist möglich, dass manche von ihnen längst verstorben sind und wir nur durch die Überzeugung, dass sie auf unsichtbare Weise für uns weiterhin da sind, innerlich mit ihnen verbunden sind.

Das lässt sich nutzen, indem wir Freunde, Familienmitglieder und, wenn das hilfreich erscheint, die Ahnen des Klienten, unsichtbar um ihn scharen. Das mutet schamanisch an; vielleicht ist es das auch. Letztlich genügt es aber, zu sagen: „Stellen Sie sich einmal vor, aus einer jenseitigen Welt, wenn es die geben sollte, kämen die und die Leute …", beiläufig vom Konjunktiv („wäre") zum Indikativ („ist") zu wechseln und mit dem Klienten darüber zu reden, wo diese Leute nun stehen und wie sie schauen. Zwischendurch können wir behaupten, dass dies alles ein Trickfilm sei bzw. dass es „Leute aus seinem Kopf" seien und alle die Anpassungen vornehmen, die dazu beitragen, dass der Klient sich von seinen Familienmitgliedern und Vorfahren gewürdigt und beschützt erlebt. Wir können in der Imagination Ahnen herbeirufen, die er nie gekannt hat und die doch zu ihm stehen und ihn unterstützen, können ihn beschreiben lassen, wie sich das anfühlt und wie sie ihm mitteilen (oder ihn sich vorstellen lassen, wie ihm die Ahnen dies sagen), dass sie bei ihm sind, wann immer er es möchte.

Ausbrecher

Angst, Authentizität, Familie, Selbstannahme, Vertrauen

Es ist nachts, halb zwei. Ich werde wach, weil ein dünner Lichtstrahl durch mein Schlafzimmer geistert und Füße übers Parkett tappen. Nach einer kurzen Schrecksekunde erkenne ich meine 17-jährige Tochter, die im Schein ihres Handys auf dem Weg zu mir ins Bett ist. „Nanu", frage ich, „willst du heute bei mir schlafen?" Sie nickt und schlüpft unter die Decke. Als ich sie nach dem Warum frage, greift sie mit ihrer Hand nach meiner und klammert sich daran fest. „Ich hatte auf einmal solche Angst vor

Einbrechern. Dieses Haus gibt komische Geräusche von sich.“ Ihre sonst so kräftige Stimme ist sehr leise.

Ich halte ihre Hand fest und sage nach einer Weile: „Ich bin ziemlich stolz auf dich.“ Ich merke, wie sie sich zu mir herumdreht. „Wieso das denn“, fragt sie verwundert, „weil ich jetzt gerade Angst vor Einbrechern habe?“ „Nein, weil es dir nicht peinlich ist oder du dir blöd vorkommst, sondern weil du wie selbstverständlich zu mir kommst. Dir Hilfe holst, wenn du sie brauchst.“

Sie drückt meine Hand fest und ich rolle mich mit dem guten Gefühl, als Mutter doch eine ganze Menge richtig gemacht zu haben, zum Einschlafen zusammen.

Es kann sein, dass das Ausbrechen aus belastenden Situationen und Erinnerungen einfacher ist als gedacht. Diese Begebenheit erinnert daran, dass die Fähigkeit, Hilfe zu suchen, mit dem Alter nicht abzunehmen braucht, sondern wert ist, ins Erwachsenenalter übernommen zu werden.

Der Mann am Meer

Angst (generalisierte Angststörung), Religion (Sekte), Tod, Trauer, Überfall (Kriegshandlung, Raub, Terror), Wahn (Hypochondrie), Zwang

Auf einer Anhöhe an einem Küstenstreifen im Osten Afrikas saß ein Mann und schaute aufs Meer. Seit vielen Jahren saß er da, jeden Tag, und schaute in die Ferne. „Warum sitzt du immer hier?“, fragten ihn die Fischer, wenn sie an ihm vorübergingen. „Was hockst du da und guckst aufs Meer?“, fragten ihn die Dorfbewohner. „Warum machst du das?“, fragten auch seine Freunde. Seine Antwort war jedes Mal dieselbe. „Vor vielen Jahren kam eine große Welle aus dem Ozean, ein Tsunami, der alles mit sich gerissen hat. Meine Familie habe ich verloren. Ich selbst habe mit knapper Not überlebt. Jetzt sitze ich hier und warte, wann die nächste Welle kommt." „Aber so eine Welle kommt doch sehr selten. Alle tausend Jahre vielleicht, höchstens. Willst du hier dein Leben vertun, um nach einer Welle zu schauen, die vielleicht nie kommt?" „Ich sitze hier und warte, wann die nächste Welle kommt", wiederholte der Mann. Dabei blieb er. Viele Male hatten seine Freunde versucht, ihn dazu zu bewegen, sich bei ihnen oder in der Dorfgaststätte zuhause zu einem gastlichen Essen zu treffen. Vergebens! Er kam nicht mit.

Eines Abends kam ein Wanderarbeiter in das Dorf. „Warum sitzt der Mann immer da?", fragte er. „Lädt ihn keiner ein? Mag er keine Gesellschaft?" Sie erzählten ihm seine Geschichte. „Du brauchst es gar nicht zu versuchen. Er wird nicht mit dir essen. Mit uns isst er auch nicht." „Lasst uns einmal sehen ..."

Als der Abend sich über die Küste senkte, sah man den Mann auf seiner Anhöhe sitzen, neben ihm den Wanderarbeiter und rings umher die Freunde des Mannes und die Leute aus dem Dorf. In ihrer Mitte lagen auf einem großen Tuch all die Speisen und Getränke, die sie mitgebracht hatten. Die Musiker aus dem Dorf trommelten und spielten traditionelle Weisen, während andere in festlichen Gewändern dazu tanzten. Und wer ganz genau hinschaute, dem konnte es für Augenblicke scheinen, als ob in den Augen des Mannes eine Träne stünde, in der sich die Abendsonne spiegelte, die über den Hügeln hinter dem Dorf unterging.

Die Geschichte erzähle ich Menschen, die sich nach einer plötzlich über sie hereingebrochenen Katastrophe so verhalten, als ob sie in harmlosen Lebenssituationen auf der Hut vor einer Gefahr sein müssten. Die Geschichte lädt Betroffene, Freunde und Helfer dazu ein, einen solchen Menschen zu seinen Bedingungen erleben zu lassen, dass er zu ihnen gehört, und ihn in dieser Zugehörigkeit Schutz und Geborgenheit erleben zu lassen.

Das Chaos hilft

Angst, Hilflosigkeit (Täter- und Opferkonstrukte), Selbständigkeit (Selbstfürsorge), Zuversicht

Mit einem befreundeten Arzt machte ich letzten Sommer einen Ausflug in die Berge. Auf der Wanderung sah ich auf den Alpweiden wunderschöne Blumen. „Die musst du besonders schätzen", sagte er und zeigt mir eine gelbe, hoch aufgestängelte Blüte. Ein Kranz von 15 gelben Blütenblätter umgaben einen offenen Blütenboden, stark strukturiert. „Ein Korbblütler", meinte mein Freund, „Arnica Alpinum, eine wunderbare Heilpflanze. Wenn du sie genauer ansiehst, weißt du warum." Natürlich kannte ich Arnika als Salbe bei Verstauchungen und Blutergüssen. Auch innerlich wird sie bei Sturztraumata und bei Angstzuständen und seelischem Stress verabreicht. Wir machten Rast auf der Blumenwiese, ich sah Arnika um Arnika an, konnte das Geheimnis der Heilkraft nicht entdecken. Zuhause ärgerte ich mich. „Dieses zerzauste, gelbblättrige Ding will mir nicht mehr aus dem Kopf. Wie kann etwas, was so chaotisch in der Welt steht, heilsam sein?", fragte ich den Arzt. „Wo Chaos herrscht, ist irgendwo Struktur. Die Arnika kennt beides, wahrscheinlich ist sie deswegen heilsam", meinte er.

Diese Geschichte erzählte ich für einen Jugendlichen mit diffusen Ängsten. Wir waren mit der Schulklasse in den Bergen im Urlaub. Wir sahen auf einer Wanderung die Arnica Alpinum auf einer Bergwiese. Irgendwo ist hinter jedem Chaos eine Struktur zu merken, nicht die chaotisch geordneten Blätter sind heilsam, es ist die gesamte Blüte.

Die unsichtbare Seidenstraße

Einsamkeit, Flucht (Migration), Gefangenschaft, Trennung, Trauer, Zuversicht

Vor langer Zeit, im Reich der alten Chinesen, gab es einen berühmten Handelsweg für Seide, der war viele tausend Kilometer lang. Man nannte ihn die Seidenstraße. Da zogen Pferdekarawanen von China über Indien bis nach Europa, um mit kostbarer Seide und Porzellan zu handeln. Später entwickelten sich andere Handelswege; man transportierte die Güter mit Schiffen, Flugzeugen und Eisenbahnen. Viele wissen nicht mehr, wo diese Straße einst verlief und was sie den Menschen damals bedeutete. Die aber, die da wohnen, wo die Straße entlanglief und – wenn auch von vielen vergessen – heute noch dort verläuft, die wissen genau, was es mit dieser Route auf sich hat. Sie sind stolz darauf, an der Seidenstraße zu wohnen, auch, wenn es andere Menschen gibt, die noch nicht einmal wissen, was die Seidenstraße ist, ja, die vielleicht noch nie davon gehört haben mögen. Und manchmal erzählen sie davon, dass man in stillen Nächten noch das Klappern der Fuhrwerke und das Wiehern von Pferden hören kann.

Ich stelle mir vor, wie so eine Straße aussehen würde zwischen deiner alten Heimat und dem Ort, wo du jetzt wohnst, vielleicht entlang der Strecke, auf der du hergekommen bist oder auf einer ganz anderen Route. Ich stelle mir vor, dass darauf unsichtbare Leute wandern, vielleicht Feen, Elfen, Zwerge, oder Boten, die du zu deinen Verwandten dort schickst, und sie schicken sie zurück zu dir.

Wenn du dir vorstellst, der Ahmad (Name des Klienten), der Sehnsucht hat, könnte in der Nacht als Traumbild von sich selbst auf dieser Straße reisen, ganz langsam zu Fuß oder mit Lichtgeschwindigkeit oder so etwas dazwischen: Auf dem Weg würden ihm die anderen begegnen, die unsichtbaren Leute, die Traumbilder von seinen Brüdern, Schwestern, Eltern, Großeltern, die diese ihm entgegengeschickt haben, um ihn zu empfangen und ihn nach Hause zu geleiten.

Zuhause angekommen: Wenn du dir vorstellst, wie sie feiern, wie die Musik erklingt, wie sie tanzen … Wenn die Träumenden sich treffen, ist es, wie im Himmel: Zeit spielt keine Rolle, und eine Stunde kann so viel bedeuten wie eine Ewigkeit. Dann, bei der ersten Morgenröte ist es Zeit zurückzukehren. „Ich will nicht weggehen. Kann ich nicht bleiben?", fragst du. Die anderen wiegen den Kopf. „Morgen treffen wir uns wieder." Sie geleiten dich zurück – den Ahmad, der du bist, wenn du träumst – auf dem Weg der unsichtbaren Seidenstraße. Du kommst zurück, doch all das bringst du mit: Den Gesang, den Klang der Instrumente, die schönen Gewänder, das köstliche Essen, die Bewegungen der Tänzerinnen und Tänzer, sie geleiten dich in den Tag. Es ist wie im Ramadan: Wenn die Sonne heiß brennt, musst du tapfer sein. Sind ihre Strahlen verglommen, dann ist die Zeit, zu der man isst und trinkt. Morgen, im Schlaf, wird wieder getanzt.

Die „unsichtbare Seidenstraße" kann dazu beitragen, Menschen, die von ihren Angehörigen getrennt leben müssen, eine erfüllte innere Verbundenheit erleben zu lassen. Es ist die Regel, dass wichtige Angehörige die meiste Zeit nicht physisch bei uns sind, sondern als anwesend imaginiert werden. Nicht die Trennung als solche, sondern die von Menschen oder dem Schicksal auferlegte, unfreiwillige Trennung wird als Belastung erlebt, insbesondere, wenn wir sie als Trennung auf unbestimmte Zeit oder „für immer" ansehen.

Heilung durch Trauer

Hilflosigkeit, Selbständigkeit (Selbstfürsorge), Trauer, Wut

„Ich bin wütend", sagt der Junge immer wieder. Vor ein paar Tagen ist sein Vater auf einer Bergtour infolge eines Herzinfarktes gestorben. Der Junge kann im Moment keine anderen Emotionen als jene der Wut verspüren und zeigen. Jeden Tag gibt es Situationen, in denen die Wut aus ihm schreit. Auch bei den Versuchen seiner Mutter, ihn tröstend in die Arme zu nehmen, reißt er sich wütend los, rennt in sein Zimmer und schließt sich ein. Wie ein Häufchen Elend bleibt sie dann jeweils zurück, zuckt hilflos mit den Schultern und weint. Eines Abends, nach einer solchen Situation, legt sie sich, angekleidet wie sie ist, ins Bett und weint sich übermüdet in den Schlaf.

Kaum im Schlaf angekommen, träumt sie erst wirres Zeug und wälzt sich auf dem Bett. Doch mit einem Mal wird es in ihrem Traum hell und freundlich, und sie beginnt ruhiger zu atmen. In dieser Helligkeit kommt ihr, gemessenen Schrittes, eine Gestalt entgegen. Auf einmal erkennt sie diese Gestalt, die sie damals auf einer Reise mit ihrem Mann nach Tibet in einem buddhistischen Tempel entdeckte: Eine beeindruckende, große und in einer Nische sitzende Statue aus Stein. Hatte sie damals ein eher ausdrucksloses Gesicht, erscheint es ihr jetzt gütig und warm. „Weshalb bist du wegen deines Sohnes traurig?“, fragt diese Gestalt sie nun. Ganz erstaunt spürt sie, dass sie mit klarer und fester Stimme antworten kann: „Er schafft es nicht, selbst traurig zu sein. Er ist nur wütend. Dabei möchte ich ihm doch beistehen, wenn er mich nur ließe.“

„Sei geduldig. Dein Kind fühlt sich im Schmerz über den Verlust seines Vaters gefangen und seine Hilflosigkeit darüber macht ihn wütend. Für euch Menschen sind Bindungen von größter Bedeutung. Nach der plötzlichen Trennung braucht dein Sohn nun Zeit, um die Sehnsucht nach dem Verbindenden mit seinem Vater wieder zuzulassen. Wenn es so weit ist, wird er mit dir an seiner Seite, mit dem Fluss seiner eigenen Tränen einen Weg der Heilung bahnen können. Wenn es so weit ist, kann es sein, dass du dann nur noch deine eigenen Tränen zu weinen hast. Und denke daran“, ergänzt die Gestalt mit dem gütigen Gesicht, „deine andere wichtige Aufgabe ist jene der Selbstfürsorge, damit auch du deinen eigenen Heilungsweg der Trauer gehen kannst. Dein Mann würde sich das bestimmt für euch wünschen.“

Als ihr Sohn diese Nacht an die Schlafzimmertüre klopft, um zu fragen, ob er neben ihr schlafen dürfe, spürt sie eine vertrauensvolle Ruhe und Entspannung, als würde sie eben aus einem langen Schlaf erwachen.

Die durch den Tod eines geliebten Menschen verursachte Trauer kann sich oft noch eine gute Weile hinter anderen Emotionen (beispielsweise Wut oder Angst) verstecken und ist als Ressource zu betrachten. Auch Menschen mit Trennungsschmerzen und diesen Emotionen ist achtsam, respektvoll und würdigend zu begegnen. Die Bereitschaft mit einem unaufdringlichen Angebot zur Seite zu stehen, jederzeit zugewandt und bereit, seine Türe für sie noch weiter zu öffnen, bedeutet angewandte Nächstenliebe. Auch wenn eine entsprechende professionelle Ausbildung sehr hilfreich sein kann, wird sie für den Nächsten nicht zwingend notwendig sein. Familienangehörige, Nachbarn, Kollegen etc. wünschen sich vor allem einen Menschen zur Seite zu haben, der den Mut aufbringt, sich auf Ungewohntes einzulassen und der die Schwere der Situation aushalten will.

Von Bienen und Blumen

Abschied, Bindungsangst, Familie, Partnersuche, Sexualität

Eine Frau, um die 35 Jahre alt, die bis dahin einen nicht ganz einfachen Lebensweg gehabt hatte, kam in Therapie. In den letzten Wochen sei ihr immer klarer geworden, dass sie Kinder haben möchte, den passenden Partner habe sie allerdings bisher nicht gefunden, erklärte sie. Der Therapeut schaute sie an und sagte: „Ein Forscherteam fragte sich vor einiger Zeit: Die Blumen kostet es doch viel Energie, zuckerhaltigen Nektar für die Bienen zu produzieren. Machen die das die ganze Zeit? Wäre es nicht sinnvoller, wenn sie den Zucker dann produzieren, wenn auch Bienen da sind? Man hat dann einer großen Zahl Nachtkerzen Tonaufnahmen von Bienen vorgespielt. Eine Blumen-Vergleichsgruppe hat elektrische Töne mit Bienensummfrequenz vorgespielt bekommen, eine dritte Gruppe einen hohen Ton. Die Blumen, die Bienenaufnahmen vorgespielt bekamen, haben sofort angefangen, mehr Zucker zu produzieren. Die Forscher haben auch herausgefunden, wie die Blumen hören. Ihre Blütenblätter gehen mit dem Summton in Resonanz und geben seine Schwingung an den Blütenkelch weiter, der die Information verarbeitet. Die Blütenblätter dienen als Schalltrichter, genau wie ein Ohr. Ich weiß nicht, ob das irgendetwas für Sie bedeutet“, sinnierte ich. „Es fiel mir nur so ein.“ „Ich werde einmal darüber nachdenken“, erwiderte die Frau und lächelte …

Vielen Menschen, die belastende Vorerfahrungen aus der Kindheit oder einer früheren Partnerschaft mitbringen, fällt es schwer, sich fest an einen Partner zu binden. Manche machen sich Sorgen oder Vorwürfe beim Nachdenken über ihr Single-Sein oder ihre vielen kurzen und vielleicht flüchtigen Partnerschaften. Die Geschichte kann dem Thema die Schwere nehmen und die Erwartung wecken, dass die Biologie alles vorbereitet hat, damit sie einen Partner finden, der zu ihnen passt. (Die zitierte Studie ist unter www.biorxiv.org/content/10.1101/507319v1; 13.11.2020 zu finden.)

Dem positiven Unterschied entgegen

Borderline, Burnout, Depersonalisation/Derealisation, Depression, Dissoziation (Gefühlskälte), Einsamkeit, Gewalt, Sexualität (Unnahbarkeit, „Frigidität“), Ungewissheit

Bittere Kälte und keinen Hauch von Wärme habe ich erlebt. Ich war so unscheinbar, dass man nicht mal Staubkorn, sondern Staubpartikel zu mir sagte. Ich war nur eine winzig kleine Eissäule. Alle anderen sahen wie Kristalle aus und waren viel schöner als ich.

Dabei habe ich mir viel Mühe gegeben und mich gereckt und gestreckt, um annähernd so schön wie die anderen zu werden.

Doch ich bin nur in die Länge gewachsen und einförmig geblieben. Bei all den Schönen, die aussahen, als hätten sie hübsche Krönchen auf, fühlte ich mich mutterseelenallein! Ich spürte immer nur diese Kälte um mich herum. Keiner da, der mir ein bisschen Wärme geben wollte. Dazu kam dieses stetige Gefühl der zugeschnürten Kehle, und ich litt unter Atemnot. So beschloss ich, dieser Situation zu entfliehen und begab mich ganz allein auf die Reise. Einfach nur weg! Hätte ich damals gewusst, wie unendlich lange und beschwerlich sie sein wird, ich weiß nicht, ob ich dann auch gegangen wäre. Denn, nebst meiner Einsamkeit und der Unsicherheit, wo ich landen werde, war ich auch von einer großen Kälte und tiefer Dunkelheit umgeben.

Irgendwann spürte ich, ich hatte mich beinahe schon aufgegeben, dass es an mir ruckelte. Als ich um mich schaute, entdeckte ich andere, die genauso aussahen wie ich. Es wurden immer mehr und mehr. Endlich war ich nicht mehr allein. Inzwischen empfand ich es sogar als weniger kalt und die Dunkelheit machte mir nichts mehr aus. Je mehr wir waren, umso ruhiger und einfacher wurde das Vorwärtskommen. Um uns herum unendlich viele andere kleine Gruppen, die denselben Weg zu haben schienen. Mit der Zeit bemerkte ich sogar eine stetige Veränderung des Lichtes. Es wurde zunehmend heller um mich herum. Auf einmal waren wir angekommen. Angekommen in einem riesigen Meer solcher Gruppen, wie wir eine waren. So liege ich nun da, umgeben und umarmt von meinesgleichen. Endlich zufrieden, sanft gebettet und in einer riesigen Gemeinschaft aufgehoben. Eine Gemeinschaft, bei welcher die schlimmen Erfahrungen verblassen und die Herkunft und das Aussehen unwichtig werden.

Die Erzählung in dieser Geschichte beschreibt die Entstehung einer Schneeflocke aus einem Eiskristall und ihre Reise zur Erde. (Eiskristalle entstehen in Höhen bis zu 6000 m, bei bis zu minus 35°C. Bei dieser Temperatur können aus Staubpartikeln Schneekristalle entstehen, die unterschiedliche Formen haben, wie Säulen, Plättchen, Nadeln, verästelte Kristalle etc.).

Das respektvolle Würdigen der belastenden Situation, ist auch bei prägenden Erfahrungen speziell wichtig. Beim Rückblick den Fokus auf Veränderungen zu richten, die einen positiven Unterschied machen, kann einen wesentlichen Beitrag zur Entspannung und Selbstakzeptanz leisten.

Nektar des Lebens

Entwicklung, Partnerschaft, Trennung, Trauer, Vertrauen, Zuversicht

In der Nähe des Rosenbogens stand eine hoch aufragende Blume. Sie besaß ein fröhliches und freundlich einladendes Gelb. Mit ihrer Lebensfreude und ihrer Kraft lud sie die unterschiedlichsten Insekten ein, von ihrem Nektar zu kosten. Zudem spendete sie mit ihren großen Blättern einen Platz zur Erholung vor dem Weiterflug und Schatten vor der schon sehr intensiven Juni-Sonne. Bis spät in den Sommer hinein bot sie ihre Gastfreundschaft an. Doch dann strahlte ihre gelbe Farbe immer weniger hell, die Blütenblätter zeigten nicht mehr dieselbe Spannkraft, und auch der Nektar schien zur Neige zu gehen. Die Insekten, allen voran die Honigbienen, suchten besorgt die große Gartenhummel auf. „Sag, was geschieht mit unserer schönsten aller Blumen in diesem Garten?" Ihre Besorgnis war unüberhörbar. Die goldene Hummel brummte ein paar Mal vor sich hin, ehe sie zum Sprechen ansetzte: „Ihr habt lange ihre Gaben genießen dürfen. Doch nun geht ihre Kraft immer mehr in die Erde, also dorthin zurück, woher sie auch gekommen ist. Und das ist gut so." „Was wird denn aus ihr?", fragten die Bienen betrübt. „Wenn sie sich wieder geerdet hat, wird sie sich, wie auch der andere Teil dieses Gartens, auf ihre Erholung vorbereiten." Ganz gespannt, was die Hummel weitererzählen wird, bewegten sich die Insekten unruhig summend. „Wenn ihr im kommenden Frühling aus euren Löchern gekrochen kommt, werdet ihr die ersten Erkundigungsflüge wahrnehmen und dabei eure noch etwas steifen Flügel ausprobieren. Kommt dann auch wieder hierher und seid gespannt auf das, was ihr sehen werdet." Ihr letztes Wort war kaum verklungen, da hob die Hummel unvermittelt und mit einer unglaublichen Leichtigkeit ab und verschwand im Blau des Himmels.

Von ihren honigsüßen Träumen endlich erwacht, flogen die Insekten im Frühling noch etwas schlaftrunken in die ersten warmen Sonnenstrahlen hinaus und zurück in den Garten, in die Nähe des Rosenbogens. Sie erinnerten sich genau an die Erzählung der Hummel vom letzten Jahr. Doch sie fanden nichts, was sich gelohnt hätte, hierher zu fliegen. So flogen sie enttäuscht zu den frischen, hellgrünen Blättern der großen Weide, die im Garten ihren festen Platz hatte. Kaum waren sie gelandet, entdeckten sie in der Nähe die große, gelbe Gartenhummel. „Ich habe euch beobachtet", begann sie von sich aus zu sprechen, „wenn ihr die Stelle ganz genau betrachtet, wo die Blume das letzte Mal stand, werdet ihr kleine, zarte Triebe entdecken." „Und dann?", fragten die wieder neugierig gewordenen Insekten. „Und dann", echote die Hummel, „dann müsst ihr warten. Irgendwann im Juni werdet ihr für eure Geduld belohnt werden." Doch über ihrem emsigen Treiben vergaßen die Insekten die Stelle nahe beim Rosenbogen wieder. Aber dann, eines Tages, geschah etwas, das war wie ein Wunder. Man weiß heute nicht mehr, welches der Insekten es als erstes entdeckt und den anderen weitererzählt hatte. Auf alle Fälle breitete sich die Kunde auch bis zur gelben Hummel wie ein Lauffeuer aus: Die hoch aufragende Blume mit ihrem fröhlichen und freundlich einladenden Gelb und den Schatten spendenden großen Blättern ist wieder da. Hei, war das eine Aufregung. „Wie ist es dir ergangen? Wo warst du? Wie machst du das? Kann ich das auch lernen? Wie lange wirst du bleiben?" Mit all den Fragen, die auf sie einstürmten, sichtlich überfordert, wartete die leuchtende Blume, bis etwas Ruhe eingekehrt ist. Dann begrüßte sie alle mit ihrem strahlenden Lächeln und antwortete einfach und bescheiden: „Ich habe eine gute Zeit für mich gebraucht, um wieder zu meiner innewohnenden Ruhe und meiner Stärke zu kommen. Auch wenn ich jetzt nicht mehr dieselbe bin wie ich damals war, war ich nie wirklich weg und bin gleichzeitig wieder frisch da. Die Kraft des Sommers mag nun kommen." Die gelbe Gartenhummel jedoch zog über allem zufrieden brummend ihre Kreise.

„Jedem Ende wohnt ein Anfang inne." Bei einer zu Ende gegangenen Beziehung, nach dem Hinscheiden eines geliebten Menschen oder nach einer anderweitig schmerzlich prägenden Zeit fällt dem Aufbau von Energie, dem Hoffnung schöpfen sowie dem Aufbau von Zuversicht eine wichtige Rolle zu. Dabei müssen der Aufbau, die (Re-) Aktivierung und Nutzung der individuellen Ressourcen im Zentrum stehen.

Das Monster im Schrank

Aggression, Angst, Borderline, Einsamkeit, Gewalt, Missbrauch, Scham, Schuld, Selbstverletzung, Suizidalität, Vernachlässigung, Verzweiflung, Zwang

Manche von uns kennen Seiten an sich, mit denen sie sich lieber nicht befassen möchten. Wenn sie sie anschauen, ist es, als wäre ein riesiges Monster in einem Kleiderschrank versteckt. Mit wuchtigen Schlägen trommelt es gegen die Türen des Schranks, die schier zu bersten scheinen.

Wer es wagt – und das kann sehr viel Mut kosten – die Türen zu öffnen, der findet dahinter nicht, wie erwartet, ein schreckliches Monster, sondern ein verzweifeltes Kind, das nichts anderes wünscht, als endlich aus seinem Gefängnis befreit, in die Arme geschlossen und getröstet zu werden.

Die Geschichte setze ich ein, wenn Menschen Seiten an sich ablehnen, hassen oder gar nicht anschauen mögen. Was wir an uns bekämpfen, ist möglicherweise dasselbe, was andere (mit denen wir uns mittlerweile vielleicht arrangiert haben) an uns bekämpft haben, während wir gelitten haben.

Die Flucht

Durchhaltevermögen, Hilflosigkeit (Täter- und Opferkonstrukte), Mut, Unterstützung, Selbständigkeit (Selbstverantwortung, Selbstwirksamkeit), Entwicklung

Carlo zu Helge: „Lass uns fliehen!"

„Sag mal, spinnst du?", entgegnet dieser. „Da kannst du dich ja gleich im Bunker einlochen lassen."

Carlo: „Nun tu doch nicht gleich so pessimistisch."

„Du hast gut reden. Du hast meine Erfahrungen noch nicht machen müssen. Ich habe bereits drei Ausbruchversuche gewagt", erzählt nun Helge. „Beim ersten stand ich plötzlich vor einer riesigen, unüberwindbaren Mauer. Beim nächsten brach die brüchige Mauer unter mir weg, und ich kam schwer verletzt ins Spital. Und beim dritten musste ich auf der Mauerzinne aufgeben, da ich mir an den Glasscherben die Hände zerschnitten habe."

„Und?", spöttelt sein Knastbruder. „Was hast du daraus gelernt?"

„Dass ich nicht mehr fliehen werde", knurrt Helge.

„Das kann doch nicht sein, dass dies alles ist, was du dabei gelernt hast, du armer Tropf."

Helge: „Großmaul, weißt du denn etwas Besseres?"

„Hmm", schnauft Carlo. „An wie vielen unterschiedlichen Mauern bist du denn gescheitert?"

„An wie vielen unterschiedlichen Mauern bist du denn gescheitert?", äfft Helge ihn nach.

Carlo ungeduldig: „Nun, sag schon!"

„Es war halt immer dieselbe Mauer", gab Helge kleinlaut zu.

„Na, da haben wir es doch schon", trumpft Carlo nun auf. „Vor meiner Knastkarriere habe ich, ob du's glaubst oder nicht, ein ehrbares Leben geführt. Zu dieser Zeit hatte ich mal in einem Fachbuch gelesen: ‚Wenn etwas funktioniert, dann mach noch mehr davon. Und wenn etwas nicht funktioniert, dann mach lieber was anderes' oder so ähnlich."

Helge gähnt gelangweilt. „Was hat das nun mit mir, dir oder der Mauer zu tun?"

„Ja sag mal, schnallst du es wirklich nicht?“, knurrt Carlo schon wieder ungeduldig. „Du wirst mir noch viel mehr von deinen Fluchtplänen erzählen müssen. Dabei werden wir herausfinden, welche deiner Fähigkeiten und benutzten Ressourcen nützlich waren. Außerdem werden wir uns überlegen, was wir anders machen sollten, damit die Flucht erfolgreicher sein wird. Und vor allem werden wir uns ganz bestimmt nicht mehr dieselbe Mauer aussuchen.“

Dass man beispielsweise einen Schüler, der etwas nicht kann, immer und immer wieder dasselbe auf dieselbe Art wiederholen lässt, gehört nun doch schon seit einigen Jahrzehnten der Vergangenheit an – könnte man meinen. Auch wenn es oft ein wenig Mut braucht, etwas auf eine neue und somit ungewohnte Art und manchmal mit Unterstützung zu versuchen, es ist ein probates Mittel, Verhaltensmuster zu durchbrechen.

Bis wir sterben

Alptraum, Panikattacke, Partnerschaft, Tod, Wahn (Hypochondrie)

„Hilf mir! Ich glaub', ich sterbe!“ Die Augen aufgerissen, richtete er sich im Bett auf. „Bitte nicht schon wieder! Ich bin müde! Ich will schlafen!“, dachte sie. Das konnte jetzt aber nicht ihre Antwort sein. „Komm, wir müssen beide sterben. Aber lass uns so lange noch kuscheln“, kam es aus ihr heraus. Ein wenig fassungslos, ein wenig grinsend, schaute er sie an. Dann rutschte er an sie heran, atmete tief, und bald schien es, als ob er schliefe.

Die Intervention verdanke ich einer Kollegin, die sie aus dem Schlaf heraus entwickelt hat – eine therapeutische Doppelbindung, die sowohl die gefühlte Realität des Sterbenmüssens als auch die Möglichkeit eines schönen „Lebens vor dem Tod“ ernst nimmt.

Ich vertraue dir

Erfolge, Selbstbild (Selbstvertrauen), Ungewissheit, Vertrauen, Wertschätzung

„Du kannst es nicht, du wirst es nie lernen und so wirst du es auch nie können!“, schimpft der alte Pinguin mit dem kleinen Seeadler. „Du kannst nicht ruhig sitzen bleiben. Du kannst nicht auf dem Bauch rutschen wie die anderen. Du weigerst dich zu tauchen, um zu lernen, Fische zu fangen. Wie willst du in dieser Kälte überleben können? Du hast nicht mal einen Pelz. Es ist besser, wenn du wieder dorthin gehst, wo du hergekommen bist. Ich will dich nicht.“ Sagt der Pinguin und watschelt mit dem ihm typischen Gang davon.

Da sitzt er nun, der kleine Seeadler, verständnislos und halb erfroren, der eisigen Polarkälte überlassen. Er lässt das Köpfchen traurig hängen und fühlt sich in dieser riesigen Eiswüste ganz allein. Wer weiß, was aus diesem Häufchen Federn geworden wäre, wäre da nicht, wie aus heiterem Himmel, eine weiße, flauschig aussehende und ganz junge Sattelrobbe daher gerobbt gekommen. „Aber hallo, wer bist denn du, du schiefer Vogel?“, schnauft die Kleine. „Na, du schaust mir recht mitgenommen aus.“ Der kleine Seeadler, noch mehr in sich zusammengesackt, krächzte nur: „Ich kann nichts.“ „Was heißt, du kannst nichts? Irgendetwas wirst du bestimmt können.“ „Nein“, kommt es schwach zurück. „Aber hallo!“ Die Robbe schien diese zwei Wörter zu ihrer Lieblingsanrede erkoren zu haben. „Du hast ja kaum eine Stimme. Komm zu mir und wärme dich an meinem kuscheligen Fell. Und sag mal, wie kommst du bloß zu einer derart blödsinnigen Ansicht?“ „Der Pinguin sagte es mir. Der ist sehr alt und muss es deshalb wissen. Und so bin ich ganz selbst schuld, dass er es nicht länger mit mir ausgehalten hat und davongelaufen ist." „Papperlapapp! Blödsinn!", entgegnet die Flauschige entrüstet. „Was kann ich denn?", fragt jetzt der Kleine schon etwas kecker und herausfordernd. „Du hast bis jetzt ohne schützende Fettschicht in dieser Eishölle überleben können. Du kannst noch immer sprechen. Du scheinst ein total netter Kerl zu sein. Du vertraust dich mir, einem Fremdling an. Du hast …", jetzt stockt sie bei ihrer Aufzählung und mustert den jungen Seeadler etwas genauer. „Sag mal Kleiner, funktionieren eigentlich deine Flügelchen?" Dieser blickt erstaunt an seinen beiden Seiten hinunter, reckt und streckt sich zögerlich und breitet dann auf einmal ein langes, wunderschön gefiedertes Flügelpaar aus. Etwas erschrocken über sich selbst, legt er sie jedoch gleich wieder an seine Seiten. „Aber hallo", lacht ihm nun die Robbe ermunternd zu, „wer wird denn da gleich aufgeben? Zeig mir, wie du diese Dinger benutzen kannst. Nur Mut, du schaffst es." Motiviert durch die Aufmunterung, macht der Seeadler ein paar trippelnde Schritte und entfaltet seine beiden Flügel erneut in ihrer ganzen Schönheit. Dann macht er wieder ein paar Schritte, legt sich dabei mit aller Kraft in seine Flügel und hebt ab. „Juhuiuiui", schreit er schrill und steigt höher und höher und höher. Nach ein paar Flügelschlägen erinnert er sich wieder an seine neue Freundin, gleitet mit ein paar Schlaufen nach unten und landet elegant neben der Sattelrobbe. „Aber bravoooo!", keucht diese vor freudiger Aufregung begeistert. „Und du willst mir weismachen, dass du nichts kannst?"

Menschen, die als Kinder die Erfahrung des Klein-gehalten-Werdens erleben mussten, brauchen besonders viele und heilsame Erfolgserlebnisse im Bereich der Wertschätzung für ihr Sein, ohne eine Leistung erbringen zu müssen. Ich habe diese Geschichte einem 16-Jährigen erzählt, der mit viel Unsicherheit mitten in der Berufswahl steckte. Meine Hauptaufgabe sah ich darin, mit ihm „gnadenlos" wertschätzend und ressourcenorientiert zu arbeiten. Die alleinerziehende Mutter begleitete ihn damals zu seinem ersten Gespräch und erzählte mir, dass ihr Junge sich immer in seinem Zimmer verbarrikadiere, nur game, nichts lerne und er ihr, was seine berufliche Zukunft betreffe, Sorgen bereite. Heute steckt er erfolgreich mitten in seiner Ausbildung zum Mechatroniker.

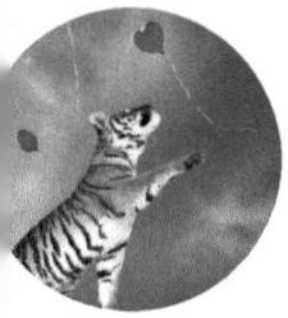

6 Beziehungen entlasten

Bemerkenswert ist, dass sich die traumatischen Reaktionen von Partnern und Familienmitgliedern oft wechselseitig verstärken. Daraus entwickelt sich häufig eine unheilvolle Dynamik, die vielfach zur Trennung von Paaren und Familien führt. Das gilt natürlich auch für andere Beziehungen, etwa am Arbeitsplatz oder unter Freunden; allerdings entwickelt sich die Spirale der Wechselwirkungen in Beziehungen, die für die Identität der Beteiligten besonders wichtig sind, oft sehr dramatisch.

In diesem Kapitel möchten wir veranschaulichen, wie Erzählungen dazu beitragen können, Partnerschafts- und Familienbeziehungen, die von den traumatischen Erfahrungen der Beteiligten in Mitleidenschaft gezogen sind, zu entlasten.

Nur eine Amsel

Partnerschaft, Treue, Vertrauen, Zuversicht

„Meine Frau ist mir, ehrlich gesagt, verleidet. Als ich sie kennenlernte, habe ich geglaubt, sie sei eine selten schöne Frau. Ich dachte, nur ich habe sie entdecken können. Ihre Sprache und ihr Gesang waren wunderbar, schöner als der einer Nachtigall. Ihre Augen, der Körper, die Beine, das Gesicht, alles wunderschön. Und heute ist sie eine gewöhnliche Person."

„Darf ich dir eine Geschichte über die Amsel erzählen?

Vor mehr als zweihundert Jahren war die Amsel ein äußerst selten anzutreffender Singvogel. Menschen schätzten sich glücklich, wenn sie diese wunderbare Sängerin hören durften. Gegenden wurden in vielen Ländern nach ihr benannt. In Frankreich wurden besondere Menschen auf ihren Namen getauft. Und heute ist die Amsel ein ganz gewöhnlicher Stadtvogel, welcher überall zu sehen und zu hören ist. Eine Nachtigall, ja, das ist was Besonderes, aber eine Amsel? Und doch ist sie der heimliche Star unter unseren Singvögeln, keiner singt so variantenreich, niemand so melodiös. Selbst die Nachtigall bleibt überall bei ihren Variationen. Die Amsel hingegen hat als gewöhnlicher Stadtvogel zugelegt und je nach Gegend, kann ihr Gesang ganz unterschiedlich sein. Das zusätzlich Besondere ist ihr wunderschöner, fagottähnlicher Ton, welcher den Zuhörer begeistert. Am meisten aber beglückt sie diejenigen, welche den Amselgesang verstehen."

Veränderungen bedeuten Unsicherheit. Die Geschichte war für einen verheirateten Mann, welcher seine Beziehungsfähigkeit in Frage stellte. Veränderung bedeutet nicht nur Abwertung, das zeigt die Assimilation der Amsel. Dass aber das Wesentliche der Person erhalten, sogar noch gesteigert wird, kann manchmal erst mit dem achtsamen Hinhören geschehen.

Liebe Seele

Ablösung, Auslöser (Trigger), Entwicklung, Erinnerungen (belastende), Hilflosigkeit (Täter- und Opferkonstrukte), Vertrauen

„Danke, liebe Seele, dass du mir in ganz vielen schwierigen Situationen beistehst. Ich bin so froh, dass ich immer auf dich zählen darf. Nun gibt es jedoch diese langjährig bekannten Situationen, in welchen ich mich von meiner Frau getadelt fühle und dabei immer wieder aufs Neue befürchte, dass sie mich mit Liebesentzug oder gar mit einem Rauswurf bestrafen wird. Hierzu habe ich einen Wunsch an dich.

Schau mal – sehr oft sehen diese Situationen auf den ersten Blick genau so aus, wie jene als kleiner Bub mit meinem Vater. Schon damals warst du mir dabei immer eine großartige Unterstützung und hast mich beschützt. Doch heute habe ich eine großartige, mich liebende Frau. Zudem habe ich mittlerweile viele Fähigkeiten erworben und weiterentwickeln können. Da heute diese speziellen Situationen mit meiner Frau jenen aus der Bubenzeit nur ähnlich scheinen, bitte ich dich nun, jeweils ganz genau hinzuschauen. Da du es bestimmt schaffst, den Unterschied zu früher leicht zu erkennen, kannst du mich gerne auch darauf aufmerksam machen. Dann werde ich nämlich meiner Frau als Erwachsener auf Augenhöhe begegnen können."

Einerseits sind die Muster unseres Lebens in unseren Erlebnissen zu begründen. Anderseits bestehen sie immer auch aus der Triade Denken-Handeln-Fühlen, welche beim Erlernen von neuen, hilfreichen Mustern zu berücksichtigen ist.

Der verfluchte Esel

Autismusspektrum-Störung, Krise, Selbstabwertung (Selbstbewusstsein), Verurteilung, Verzeihen

Ein Klient hatte eine traumatische Begegnung als Kind kaum bearbeitet und geriet bei unerwarteten Begegnungen mit Menschen immer wieder in Stress. Er verstand in diesen Situationen nicht, was diese von ihm wollten. „Sie verzaubern mich und ich weiß nicht mehr, was ich will." Da er ein Tierfreund war, war er bereit, mit der bekannten Eselsgeschichte von Bileam aus dem Alten Testament zu arbeiten.

Da war einmal ein großer Zauberer, welcher Menschen gegen Geld schaden konnte. Er bekam einen Auftrag: „Verzaubere die Menschen hinter dem Berg!" Er war ein großer Zauberer, und man musste sich vor ihm in Acht nehmen. Bileam – so hieß der

Mann, setzte sich auf den Esel und wollte auf den Berg reiten. Beim Aufstieg aber blieb der Esel auf dem schmalen Weg stehen, denn ein Engel verwehrte ihm den Weg. Der Zauberer konnte den Engel erst nicht sehen, stieg ab und begann seinen Esel zu schlagen. Der Engel verlieh dem Esel plötzlich eine menschliche Stimme und er begann zu sprechen: „Warum schlägst du mich?" „Weil du mich hast blöd aussehen lassen", meinte der Zauberer erstaunt. „Warum kann mein Esel sprechen?", fragte er. Als der Esel schwieg, sah Bileam den Engel ebenfalls.

„Bis hier ist die Geschichte bekannt. Kannst du mit ihr was anfangen?"

„Erst ein sprechender Esel und dann noch ein Engel? Ich glaube nicht", meinte der Klient. Beim nächsten Treffen war es anders. „Sie haben mir die Geschichte erzählt, weil man oft ‚den Esel schlägt', nicht des Problems wegen, sondern weil man blöd dasteht und man die Ursache nicht sehen kann." „Wahrscheinlich. Das scheint mir eine gute Einsicht zu sein. Ich selber habe mich oft gefragt, was wohl der Esel bei dieser Geschichte denkt."

Der Klient konnte sich einen Reim darauf machen, welche Werte die Geschichte für ihn barg. Eine offensichtliche Botschaft kann auch aus einem anderen Standpunkt wieder neu betrachtet werden.

Quadrate und Striche

Hilflosigkeit, Konflikt, Vertrauen, Zuversicht

Bei Vorträgen lade ich meine Zuhörer gern zu einem Denkspiel ein: Stellen Sie sich einen Kreis vor. Durch diesen ziehen Sie waagrecht und senkrecht einen Strich, sodass die beiden sich in der Mitte des Kreises treffen. Sie haben nun quasi vier Tortenstücke. Die Aufgabe ist es, zu prüfen, ob man in ein solches Tortenstück mit drei Strichen ein Quadrat zeichnen kann, ohne jedoch die beiden Trennlinien mit zu nutzen. Die Gruppe grübelt eine Weile, und meist sagt dann jemand, dass das unmöglich ist. Das stimmt natürlich nicht, sonst wäre das Ganze ja recht witzlos. Es gibt im Gegenteil mehrere Lösungen. Die erste ist, einfach ein Quadrat mit vier Strichen zu zeichnen. Die Aufgabenstellung enthält ja kein „nur" vor der Anweisung, mit drei Strichen zu zeichnen. Erstaunlicherweise setzen die meisten Menschen aber instinktiv ein „nur" vor die drei Striche und boykottieren so ihre Kreativität. Eine andere Lösung wäre, eine 4 zu schreiben, also eine Quadratzahl, die aus drei Strichen besteht. Oder eine römische 9, also IX. Lösung Nummer vier ist, ein Quadrat zu zeichnen, das im Inneren drei Striche hat. Häufig entwickeln die Teilnehmer dann noch weitere Lösungen, nachdem der restriktive innere Bann gebrochen ist.

Diese Geschichte kann sowohl als tatsächliches Denkspiel als auch als Geschichte genutzt werden, um aufzuzeigen, dass Probleme dort gelöst werden müssen, wo sie entstehen. In diesem Fall in unseren Denkmustern. Gerade beim Thema Angst und Phobien fokussieren Betroffene auf die Vermeidung des Triggers, wie bei der Spinnenphobie, ohne wahrnehmen zu können, dass die Gefahr, die von diesem Trigger (der Spinne) ausgeht, in keinem Verhältnis zu der eigenen Reaktion darauf steht. Wenn klar wird, dass vermeintlich unlösbare Probleme nur auf der Projektionsebene unlösbar sind, auf ihrer Entstehungsebene jedoch bewältigt werden können, ergibt sich eine neue Sichtweise und vor allem Handlungsoptionen, die bis dahin unsichtbar waren.

Eine solche spielerische Erfahrung kann dabei helfen, zu erkennen, dass da, wo wir zunächst keine Lösungen für unsere Probleme sehen, durchaus noch welche versteckt sein könnten, wenn wir unseren Blick ein wenig weiten. Der Aha-Effekt von derartigen Übungen kann zu einer Erkenntnis und damit einhergehend zu einem tieferen Verständnis der eigenen Glaubensmuster beitragen.

Der Urschrei

Abreaktion, Aggression, Betäubung, Konflikt, Verzweiflung, Wut

„Ich habe so viel Wut, Trauer und Angst in mir, ich weiß gar nicht wohin damit." Die junge Frau schaute ihn mit einer Mischung aus Grimm und Verzweiflung an. „Es frisst mich auf und gegenüber meinem Mann und meinen Kindern versuche ich mich zusammenzureißen", sie seufzte, „aber das macht es auch nicht besser." „Ich habe einen Onkel in Australien", antwortete er, „der hat dort die Urschreitherapie praktiziert. Ich war leider nie dabei, aber in der Familie erzählt man sich vom verrückten Friedrich, der mit einer Gruppe von Leuten durch den Busch zieht und wilde Schreie ausstößt. Als ich klein war, fand ich die Vorstellung lustig. Dann kam eine Zeit in meinem Leben, die nicht einfach war. Ich erinnerte mich an meinen Onkel Friedrich und dachte, ich könne das ja mal probieren, mit dem Urschrei. Also ging ich in den Wald und brüllte. Was soll ich sagen, es tat mir gut. Die Luft war raus, im wahrsten Sinne des Wortes. Ich habe meinen Kindern beigebracht, in den Garten zu gehen und den Kirschbaum anzuschreien, wenn sie wütend sind. Manchmal tun sie das." Er schwieg eine Weile und überlegte. „Ich habe das noch verfeinert. Wenn ich merke, dass sich in mir Gefühle aufstauen, die ich nicht so leicht beherrschen kann, dann informiere ich meine Lieben über den in Kürze zu erwartenden Ausbruch. Wenn ich dann tobe und schreie, nehmen sie das völlig selbstverständlich hin und rufen höchstens ein ‚Na, fertig, Papa?' nach unten, wenn wieder Ruhe eingekehrt ist. So hat mein Urschrei manche Situation prima entschärft." Beide saßen noch eine Weile beisammen, dann stand sie auf: „Ich geh mal Bäume suchen."

Ganz gleich, wie man zum Konzept der „Urschreitherapie" steht – das Element des intuitiven Herauslassens von belastenden Emotionen kann gut genutzt werden, um sich aus einem festgefahrenen Gefühlschaos zu befreien. Wie bei einem Stausee, der durch Öffnen der Schleusen vor drohendem Überlaufen bewahrt wird, kann das Öffnen der inneren Schleusen durch körperliches Agieren wie Schreien, Rennen und Herumtoben neuen Raum für einen ruhigen und überlegten Umgang mit den anstehenden Themen schaffen. Es kann anfänglich schwer sein, „grundlos“ zu schreien und zu toben, aber man kann sich bewusst die Erlaubnis geben, genau das zu tun.

Zauberkreide

Burnout, Depression, Familie, Gewalt, Konflikt, Partnerschaft, Vertrauen

An einer felsigen Küste in einem Land ohne Namen, ohne König und ohne festen Ort, aber gefüllt mit Weisheit und Zauberkraft, lebte eine junge Frau. Das Meer dort war tiefblau, voller wunderschöner Fische und unbekannter Meerestiere, die Strände waren weit und die Felsen hoch und weiß. Solche weißen Felsen gibt es bei uns auch, man nennt sie Kreidefelsen und sie bestehen aus Kalkstein. Natürlich heißen sie Kreidefelsen, weil man aus ihrem Gestein Kreide herstellen kann. Auch die Tafelkreide, die heute noch verwendet wird. Und genau das tat die junge Frau dort an der Küste: Sie machte Kreide. Es war aber keine gewöhnliche Kreide. Abgesehen von den üblichen Zutaten tat sie noch eine Prise von diesem und eine Hand voll von jenem dazu, niemand wusste genau, was das war, und sie hütete dieses Geheimnis sorgfältig. Es war eine besondere Kreide: Wenn man mit ihr schrieb oder malte, erschienen manchmal Dinge auf dem Papier, die man weder hatte schreiben noch malen wollen. Niemand konnte vorher wissen, was da auf einmal zu sehen sein würde, aber alle wussten, dass es immer, ganz ohne Ausnahme, etwas Hilfreiches war. Es konnte zum Beispiel sein, dass ein Bruder sich mit seiner Schwester so sehr gestritten hatte, dass beide tagelang nicht mehr miteinander spielen mochten. Und dann erschien auf einem Bild des einen, welches mit der besonderen Kreide gemalt war, eine kleine Zeichnung, die die beiden wieder zusammenbrachte. Das war ganz unerklärlich. Aber es war auch ganz wunderschön. Ein anderes Mal schrieb ein Gastwirt seinem Vermieter, mit dem er um die Höhe der Miete stritt, einen Brief, der so gar nicht freundlich gemeint war, und doch einigten die Männer sich kurz darauf friedlich. Solche Geschichten kannte man in dem Land zuhauf und fast alle Bewohner hatten einen kleinen Vorrat von dieser Kreide. Keiner hatte je herausgefunden, wie das funktionierte. Mit der Zeit interessierte das Warum die Leute aber auch gar nicht mehr. Sie vertrauten einfach alle darauf, dass die Kreide ihre Zauberkraft, wenn es nötig war, ganz von selbst entfalten würde und sie beim Anblick des Gemalten oder Geschriebenen schon auf eine Lösung ihrer Probleme kommen würden.

Das Aufschreiben oder Malen von Dingen, die uns belasten, ist oft sehr hilfreich. Es ist aber nicht immer leicht, einen Anfang zu finden, sich heranzutrauen an die eigenen Gedanken und Gefühle. Da kann es sinnvoll sein, sich den Themen ganz unbefangen und von einer anderen Seite her zu nähern. Die Vorstellung, mit einer Zauberkreide zu arbeiten, weckt spielerisch Neugier auf das, was da an Überraschendem und Heilsamem kommen könnte.

Unordnung

Autismusspektrum-Störung, Hilflosigkeit, Mut, Zuversicht

Meine Frau eröffnete mir auf einem Spaziergang: „Es wächst mir momentan alles über den Kopf. Ich stecke tief in der Unordnung." Da ich nicht ganz bei der Sache war, missverstand ich sie. „Weißt du was", meinte ich, „das ist doch super, nach der Umordnung wird alles anders."

Die kurze, positive Intervention hilft, das Problem aus einem anderen Blickwinkel zu gewichten und so aus einem belastenden Zustand herauszukommen. Die eigentliche Belastung wird geringer, die „Unordnung“ wird handhabbar.

Familienbande

Angst, Abhängigkeit, Familie, Krieg, Zwang (Perfektionismus)

Meine Oma war eine sehr starke Frau. Als Kind habe ich das nicht gemerkt, sie war eine wirkliche Bilderbuchoma, weich und kuschelig, liebevoll bis zur Selbstaufgabe. Schokolade im Bett und Geschichten und Märchen, wann immer ich wollte.

Als ich älter wurde, gab es aber immer wieder Momente, in denen ich mich wunderte, dass es ihr so schwerfiel, Hilfe anzunehmen. Sogar von mir. Ich habe damals mit meiner Mutter darüber gesprochen und ich höre noch, wie sie sagte: „Spätzchen, deine Oma ist im Krieg allein mit mir über die zugefrorene Ostsee geflüchtet. Sie hat um uns und unsere wenigen Habseligkeiten gekämpft wie ein Löwe. Deine Oma ist eine starke Frau.“

Damals dachte ich, na gut, dann ist sie das eben, aber warum lässt sie sich nicht helfen? Das ist doch nur sinnvoll und ich tue es doch gern. Heute bin ich erwachsen und selbst Mutter und stelle fest, dass auch ich Schwierigkeiten habe, Hilfe anzunehmen. Natürlich ist mir völlig klar, dass meine Oma sich zu Fuß, mitten im eisigen Winter auf der Ostsee Schwäche gar nicht leisten konnte. Meine Mutter sagt, ohne ihren beharrlichen Kampf um die wertvollen Daunendecken wären sie niemals lebend in Dänemark angekommen. Es scheint, dass die familiäre Verbindung zwischen meiner Oma und mir so stark ist, dass mir entgangen ist, dass wir heute sehr sicher und sehr behütet in gut gebauten Häusern leben, die neben einer Heizung auch einen gefüllten Kühlschrank besitzen. Stärke ist nicht mehr überlebenswichtig. Und so versuche ich, in kleinen Schritten, Hilfe anzunehmen. Und stelle mir vor, dass meine Oma irgendwo da oben auf einer weichen Wattewolke sitzt und meine Mutter und mich liebevoll im Blick behält. Manchmal gucke ich nach oben und rede mit ihr. Neulich meinte ich, eine Antwort gehört zu haben, ungefähr so: „Ja, ja, mein Liebes, der Krieg ist tatsächlich schon eine Weile vorbei."

Oft ist es leichter, Hilfe anzubieten, als sie anzunehmen. Gerade in belastenden Situationen ist das von Nachteil, denn so entgehen uns viele kleine Angebote, die Entlastung und Befreiung schaffen könnten. Diese Geschichte lädt dazu ein, zum einen genau zu prüfen, ob das in früheren Zeiten entwickelte Verhalten und Erleben tatsächlich noch für die Bewältigung der Gegenwart dienlich ist, und zum anderen den Blick zu weiten, angebotene Hilfen zu erkennen und sie anzunehmen.

Das Karussell

Aggression, Hilflosigkeit (Täter- und Opferkonstrukte), Partnerschaft, Trennung

„Du hast angefangen!" „Nein, du!", so streiten Kinder oft, und mit uns Erwachsenen ist es nicht viel anders: Während ich überzeugt bin, nur auf die aggressiven Handlungen meiner Partnerin zu reagieren, ist sie der Überzeugung, ich sei der aktive Part des Geschehens, und sie reagiere nur. Was ich in der Absicht tue, mich zu verteidigen, löst bei ihr einen Alarm aus, worauf sie etwas zu ihrer Verteidigung tut, was mich alarmiert. Jeder von uns ist schockiert, wie sich der andere so unangemessen verhält, und wir erkennen nicht, dass unser eigenes Verhalten für den anderen unangemessen ist und wohl auch sein muss. So dreht sich die Sache im Kreis. Dass wir überhaupt so alarmiert sind, kommt aus einer Zeit, in der wir uns noch gar nicht kannten. Es ist, als säßen wir in einem Karussell, das sich immer schneller dreht, während uns schon längst schlecht ist. Angeschoben wird das Karussell von

Leuten, die draußen stehen, Leute aus der Welt der Erinnerungen, womöglich aus unserer Kindheit, also Leute, die mit unserer Partnerschaft gar nichts zu tun haben. Kommt Ihnen hier etwas bekannt vor?

Die Geschichte vom Karussell kann verdeutlichen, wie jeder der Partner sich als Opfer und den anderen als Täter sieht. Die Personen, die den Partnern das entscheidende Leid zugefügt haben, gehören viel eher ihrer Kindheit an. (Könnte man jene befragen, würden sie sich oft ebenfalls als Opfer eines Geschehens sehen, was auf die vorangegangene Generation zurückverweist.) Die Geschichte kann die Aufmerksamkeit von der Gegenwart und dem Partner hin zu den Ursprüngen des Geschehens wenden. So können sich beide Partner in einem freundlicheren Licht sehen, wodurch der Kreislauf gegenseitiger Abwertung in einen Kreislauf der Wertschätzung gewendet werden kann.

Leere Wohnung

Bindungsangst, Familie, Flucht, Gewalt, Krieg, Partnerschaft, Partnersuche, Suizid, Verfolgung

Stell dir vor, du hast ein Haus gekauft und möchtest es beziehen. Eigentlich dachtest du, dass der Vorbesitzer dir das Haus leer übergeben würde. Aber er hat einige Sachen darin stehen lassen. Wenn dir etwas davon gefällt, kannst du es übernehmen. Was dir davon aber nicht zusagt, das solltest du nicht übernehmen, nur weil es in deinem Haus herumsteht. Entweder du verkaufst es oder du verschenkst es, oder du lässt einen großen Container kommen, um all diese Sachen, die du nicht gebrauchen kannst, zu entsorgen. Vielleicht auch alles zusammen, eine gemischte Strategie. Aber du behältst nichts, was nicht zu dir passt, denn du willst das Haus ja selbst einrichten. Es ist dein Haus. Sag deinem Inneren, dass es dieses Haus so gestaltet, wie es für dich richtig ist.

Die Metapher kann überall dort eingesetzt werden, wo Menschen Traditionen und Überzeugungen aus ihrer Familie übernommen haben, die ihnen nicht guttun. Dazu gehören auch Erinnerungen an die Traumata früherer Familiengenerationen, die dazu beitragen können, dass ein Mensch sich so verhält, als sei er selbst traumatisiert worden. So kann die Geschichte dazu beitragen, Partnerschaften von Ballast zu befreien, den die Partner aus ihren jeweiligen Herkunftsfamilien mitgebracht haben.

Verkehrsregelung

Allergie (Lebensmittelunverträglichkeit), Angst, Essstörung (Anorexie, Bulimie), Medizinischer Eingriff (OP), Missbrauch, Phobie, Sexualität

In einem Land im Süden fuhren wir auf der Autobahn. Gerade fuhren wir auf die Ausfahrt, da ereignete sich ein Stück vor uns ein Unfall.

Schnell staute sich auf der Autobahnausfahrt der Verkehr. Nichts ging mehr; alles stand still. Die Polizei kam, um den Verkehr zu regeln. Wir waren überrascht: Uns alle, die wir auf der Autobahnausfahrt standen, hieß die Polizei umdrehen und gegen die normale Fahrtrichtung aus der Autobahnausfahrt herausfahren. Wir wurden angewiesen, mit einem scharfen Rechtsknick wieder auf die Autobahn zu fahren, und so fuhren wir in der richtigen Richtung wieder heraus. Die Autobahnausfahrt war leer, den Unfall regelte die Polizei und bald schon floss der Verkehr überall wieder wie immer.

Die Geschichte kann Teil der Arbeit bei medizinischen und sexuellen Traumatisierungen bzw. bei Symptomen nach einer zwangsweisen Zuführung von Nahrung sein.

Elefanten in der Teeplantage

Bindungsangst, Borderline, Essstörung, Entzündung, Gewalt, Sucht, Mobbing, Patchwork, Pflegekind, Selbstverletzung, Trennung, Verurteilen

In einer indischen Teeplantage mühten sich die Bauern redlich um eine gute Ernte – immer wieder aber drangen Elefanten in die Plantage ein, um von den zarten Blättern der Teepflanzen zu fressen. Dabei zerstörten sie die Plantage, die die Lebensgrundlage der Bauern bildete. Manchmal geschah es, dass Bauern die Elefanten erschossen, obwohl diese natürlich streng geschützt waren. Der Staat brachte einige als Wilderer hinter Gitter, bis eine Kommission tagte, die überlegte, wie die Interessen der Teebauern mit dem Schutz der Elefanten vereinbart werden könnten.

Man fand schließlich einen Weg, um die Herde aus dem Teeanbaugebiet in eine Waldregion zu leiten, wo sie in Sicherheit leben konnten. Mit stark duftenden Extrakten ausgewählter frischer Teeblätter brachten sie die Herde auf den Weg. Erst setzte sich das Leittier und dann die ganze Herde in Bewegung. In einer langen Karawane, Rüssel an Schwanz, reisten sie aus dem Anbaugebiet hin zu einem Reservat, dem man den Status eines Elefanten-Nationalparks gab. Das ging nicht an einem Tag, die Karawane war eine Weile unterwegs. Aber schließlich waren alle Elefanten dort angekommen. Sie waren in Sicherheit vor den Bauern – und die Bauern vor den Elefanten!

Wo Partnerschaften, Familien oder Teams sich aufgrund von Konflikten getrennt haben, suchen Menschen üblicherweise nach dem Schuldigen. Oft finden sie die Schuld beim Gegenüber, zuweilen auch bei sich selbst. Die Geschichte kann dazu beitragen, die erlittenen Verletzungen und die Notwendigkeit der vollzogenen Trennung anzuerkennen. Statt auf eine moralische Verurteilung wird die Aufmerksamkeit auf die Tragik einer ungünstigen Konstellation von Prägungen oder Interessen gerichtet. Bei Kindern, die wegen Kindeswohlgefährdung ihren Eltern entzogen wurden, besteht oft ein Bedürfnis, ihre Eltern – die doch ein Stück von ihnen selbst sind – als „gut“ zu sehen, trotz allem, was sie ihnen angetan haben. Hier enthält die Geschichte ein Angebot, zu würdigen, dass eine Trennung manchmal notwendig ist – und dabei weder das Erlittene zu bagatellisieren noch das Gegenüber zu dämonisieren. Entsprechend kann die Geschichte eingesetzt werden, um Erwachsenen zu helfen, sich mit ihren Eltern auszusöhnen, ohne dabei erlittenes Unrecht zu verharmlosen. Mit ihren Bezügen zu süchtigem Essen und Trinken sowie sozial- und selbstschädigendem Verhalten kann die Geschichte auch eingesetzt werden, um die Option zu thematisieren, sich von bestimmten Verhaltensweisen oder sozialen Kontakten zu trennen. Entwickelt wurde die Geschichte, um einer Klientin zu helfen, antibiotikaresistente Kolibakterien aus ihrem Körper auszuleiten und eine chronische Blasenentzündung zu beenden (mit Erfolg).

Der Esel hat's gemerkt

Selbstabwertung (Selbstbewusstsein), Selbstbild (Selbstvertrauen), Trennung

Esel hören mit ihren großen Ohren zwar bestens, aber sie sind nicht nur über Worte erreichbar. Sie schauen auf deine Haltung, sie sind gute Beobachter. Kleine Veränderungen in Auftreten und Ausdruck, ein bestimmteres Gehabe, Spannung in Muskeln nehmen sie wahr. Das lässt sie entscheiden, ob sie etwas mit dir unternehmen oder nicht.

Eine Freundin kannte meine Esel von früher. Sie war immer vorsichtig in der Begegnung, doch von ihrem Wesen angezogen. Als sie in eine neue Stadt zog, bekam sie kaum Esel zu sehen. „In einem Tierpark war ein Gedränge vor einem Gehege“, erzählte sie mir beim letzten Besuch, „da ging ich auch hin und stellte mich in die zweite Reihe, denn da waren große, schöne Esel.

Doch keines von den Tieren nahm Notiz von mir. Da kamen mir meine schönen Begegnungen mit deinen Tieren in den Sinn, und ich schaute den einen Esel an und dachte an meine Eselerlebnisse und wie toll die doch waren ... und du glaubst es nicht, er schaute mich an und schaute und schaute, gerade so, als ob er Gedanken lesen könne. Ich war sehr stolz, ein Esel hat mich beachtet."

Esel lesen den Ausdruck des Gegenübers. Sie reagieren, wie die meisten Fluchttiere auf Gang, Haltung und muskuläre Körperspannung. Menschen, welche sich „klein machen" und der Welt nicht gewachsen fühlen, hilft oft ein innerer Impuls, ein positiver Gedanke, eine schöne Erinnerung, und sie werden anders wahrgenommen. Je mehr positiv belegte Impulse, umso besser.

Der Vulkan

Aggression, Borderline, Gewalt, Hilflosigkeit (Täter- und Opferkonstrukte), Panikattacke, Verzweiflung, Wut

„Meine Frau rastet aus, wenn es mal nicht nach ihrem Willen geht. Sie schmeißt mit Tassen und tritt Türen ein. Sie sagt zu unserem Sohn: ‚Siehst du, was du für ein Arschloch als Vater hast?' Sie geht aus dem Haus und sagt: ‚Ich bring mich jetzt um. Ihr seht mich nie wieder.' Andere Male klagt sie, warum ich so verschlossen bin. Ich traue mich ja gar nicht mehr, etwas zu sagen. Ein Psychiater hat mir mal einen Artikel über Borderline gegeben. Das ist genau, was sie hat. Sie ist krank ..."

„Wenn Sie den Stress, den Sie mit Ihrer Frau erleben, als Landschaft darstellen könnten, was wäre das?"

„Ein Vulkan, mit glühendem Magma, mit einer Rauchwolke und Dauergrollen. Und ständig fliegt da was raus!"

„Wenn Ihr innerer Regisseur, der Ihnen diesen Vulkan gezeigt hat, die Landschaft so verändert, dass Sie Ihnen gefällt, wie sieht das dann aus?"

„Das Magma hört auf zu glühen, die Rauchwolke verzieht sich, der Donner hört auf, es kehrt Ruhe ein ..."

„Ein ruhender Vulkan ..."

„Ein erloschener Vulkan!"

„Wie diese Vulkane in der Eifel. Sind sie erloschen? Ruhen sie? Schon zehntausend Jahre kein Ausbruch mehr ..."

„Ja, vielleicht ein Krater mit einem runden See in der Mitte ..."

„Und Wald drumherum ..."

„Kein Wald, da wächst nichts!"

„Kaum vorzustellen! Vulkanasche ist der fruchtbarste Boden, den es überhaupt gibt!"

„Dann eine Blumenwiese ..."

„Sehr schön! Ich habe eine Bitte an Sie ... auch, wenn Sie mich vielleicht für verrückt erklären, für dreimal verrückt. Können Sie ein Bild von so einem Kratersee finden, es ausdrucken und bei sich aufhängen? Ich bin mir sicher, dass Sie viel weniger Stress haben werden und viel mehr Ruhe mit Ihrer Frau erleben, und dass Sie mir, wenn wir uns wiedersehen, sagen werden: ‚Ja, es war so, aber das lag nicht an dem Vulkanbild, es lag an etwas anderem' ... Und denjenigen, der skeptisch ist, dass so etwas funktionieren kann, den Zweifler – lassen Sie den einen wissenschaftlichen Beobachter sein, der schaut, ob es stimmt, was Ihr komplett verrückter Berater behauptet. Sie brauchen mir nicht zu glauben. Sie brauchen nur das Bild aufzuhängen und zu beobachten, was passiert. Ist das in Ordnung?"

„In Ordnung!"

„Ein Bock allein stößt nicht", sagt man in der Pfalz! Natürlich trägt der Mann seinen Teil zu dem Elend bei, in dem das Paar sich befindet – auch, wenn es sein kann, dass die Frau schwerwiegende traumatische Erfahrungen gemacht hat, die den Grad ihres Zornes bedingen. Während das Reden über den Streit den Schmerz und die Bitterkeit reaktiviert, gelingt es, einen Schritt neben dem Problemerleben voranzukommen. Durch die Transformation von Problem- in Lösungsmetaphern (Hammel 2009, 251 ff.) tritt ein Lösungserleben zunächst als Lebensgefühl in den

Vordergrund. Die passenden Lösungsstrategien brauchen nicht am Anfang zu stehen. Sie können sich aus dem veränderten Grunderleben unwillkürlich entwickeln. Eine Symbolhandlung und eine Beobachtungsaufgabe verstärken den begonnenen Perspektivwechsel.

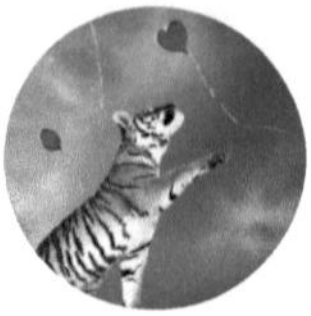

7 Traumatische Reaktionen nachkonditionieren

Wenn ein Mensch ein Trauma erleidet, erlernt er manchmal in Minuten oder Sekunden neue, vermeintliche Zusammenhänge, die ein Leben lang wirken und über den Verlauf des weiteren Lebens entscheiden können. In seinem alarmierten, überlasteten, halb vernebelten Zustand lernt er sehr schnell und sehr undifferenziert: „Was muss ich künftig vermeiden oder bekämpfen, wenn ich dies hier überlebe?“ Irgendein Reiz, den der Mensch in diesem eingeschränkt denkfähigen Zustand wahrnimmt, während er in akuter Gefahr ist oder wenn er aus der größten Erstarrung auftaucht, wird zum Symbol für die Gefahr selbst. Anstelle der überwältigenden, unangreifbaren, großen Gefahr, die schwer zu beschreiben ist, wird nun das Fassbare, also das Sichtbare, Hörbare, Riechbare, Fühlbare oder vom Immunsystem Wahrgenommene, zur Bedrohung erklärt. Vielleicht geschieht das deshalb, weil das Symbol der Gefahr leichter zu fassen ist als die Gefahr selbst, vielleicht, weil man es meiden oder bekämpfen kann und dabei den Eindruck der Kontrolle gewinnt oder einfach, weil das Symbol im Zustand der Überlastung eben mit der tatsächlichen Bedrohung verwechselt wird. Die eigentliche Gefahrensituation wird anschließend nicht selten vergessen oder an den äußersten Rand des Bewusstseins verschoben, bis sie irgendwann in einer Therapiestunde oder einem tiefergehenden Gespräch wieder zutage tritt.

Jahre später ist die Gefahr längst vorüber, aber die Auslösereize sind geblieben und erzeugen in diesem Menschen weiterhin automatisierte Abwehrreaktionen, die ihn und seine Mitmenschen belasten.

Wie können wir diese konditionierten Reaktionen auflösen und durch andere, angemessene Reaktionen ersetzen? Welche therapeutischen Geschichten können nützlich sein, um hilfreiche Konditionierungen zu ermöglichen, ohne zuvor die alten, ungünstigen Reaktionsmuster nochmals zu reaktivieren?

Nur Verlust

Angst (Verlustangst), Entwicklung, Selbständigkeit (Selbstvertrauen, Selbstwirksamkeit), Partnerschaft, Partnersuche, Trauer, Trennung

Wir arbeiten mit Märchen. Eine Mutter hatte eine Trennung durchgemacht. Sie offenbarte im Gespräch eine persönliche Entdeckung: „Mir geht's ja wie Hans im Glück", meinte sie. Der hätte zwar einen großen Klumpen Gold als Lohn erhalten, sei aber immer wieder betrogen worden, und am Schluss hätte er statt Gold nichts gehabt. Aber allen sei er als „Hans im Glück" bekannt gewesen, weil er sein Unglück nicht benennen wollte. „Mir geht's genau so, immer betrogen werden, und dazu soll ich ‚Glück' sagen?" „Ja, das stimmt. Vom Gesichtspunkt der Marktwirtschaft aus betrachtet, muss ich Ihnen Recht geben. Hans' Tauschgeschäfte waren erbärmlich. Gold gegen Pferd, Pferd gegen Kuh, Kuh gegen Schwein, Schwein gegen Gans, Gans gegen Stein, Stein gegen Nichts. Er war immer im Verlust. Und es wiederholte sich. Doch wie sieht es das Märchen?

Sie sind Mutter, bestimmt können Sie Hans verstehen, er wollte heim. Das ist beschwerlich. Er tauscht das ein, was ihm auf seinem Weg nützlich scheint. Dass dies Nutzen wie auch Schaden beinhaltete, wurde ihm erst hinterher bewusst. Im Märchen wurde Hans erst „glücklich", als er den Stein an den Brunnen verlor. Vielleicht können Sie mir beim nächsten Mal sagen, was er gewonnen hatte?"

Verlustängste und Beziehungsstörungen sind Begleiter bei traumatischen Ereignissen. Die Gesichtspunkte anders zu gewichten, lassen Möglichkeiten zu, neue Perspektiven zu erarbeiten.

Die Staumauer

Angst (generalisierte Angststörung), Erinnerungen (belastende), Panikattacke, Schmerz, Aggression, Wut, Flashback, Selbständigkeit (Selbstvertrauen, Selbstwirksamkeit)

Wenn angsterfüllte Bilder und traumatische Erinnerungen wie Hochwasser und Sturmfluten anrollen würden, könnten wir, statt ihnen panisch und bewegungslos entgegenzustarren, Sandsäcke füllen, sie herbeischleppen, aufstapeln, Staumauern errichten und Deiche verstärken. Genauso funktioniert das am Rhein, der Elbe oder an der Nordsee. In manchen Orten gibt es eine bewegliche Staumauer, die passend, je nach Höhe der anrollenden Wassermassen errichtet wird. Nicht zu hoch und nicht zu niedrig, sondern den jeweiligen Erfordernissen entsprechend. Unsere innere Staumauer könnte ähnlich funktionieren. Ich stelle mir vor, dass man von einem geschützten Standpunkt aus auch immer einen guten Überblick über das Geschehen auf der anderen Seite haben kann. Die Flut geht ja schließlich regelmäßig wieder zurück. Dann können wir die Tore herunterfahren und mit dem Aufräumen beginnen. Ich weiß nicht, wie lang es dauern wird, aber ich weiß, dass der Tag kommen wird, an dem die Menschen aufatmen und die Schafe wieder auf dem Deich grasen.

Das Bild der inneren Staumauer kann dazu beitragen, dass wir uns nicht von unseren Ängsten lähmen lassen, sondern Möglichkeiten schaffen und nutzen, um uns selbst zu helfen und uns helfen zu lassen. Schon die Tatsache, sich nicht mehr ausgeliefert zu fühlen, sondern selbstwirksam handeln zu können, bringt Erleichterung und schafft Abstand zu dem belastenden Geschehen.

Fräulein Lila

Angst (generalisierte Angststörung), Ekel, Phobie, Zwang

Eine junge Frau kam als Klientin zu mir, sie hatte große Angst vor Schimmel. Das äußerte sich einerseits in einem ständigen Wasch- und Putzzwang und andererseits darin, dass sie es vermied, in ihren Keller zu gehen. Nach einer Weile hatten wir ein Bild für diese Angst gefunden, ein großer grüner und schleimiger Fleck. Wir überlegten, wie wir dieses Bild verändern könnten, und sie meinte, sie könne den Fleck ja mal lila anmalen, das sei ihre Lieblingsfarbe. Von da bis zur Geburt von Fräulein Lila dauerte es nicht mehr lange. Das war eine lustige junge Dame, mit einem fröhlichen Kussmund, strahlenden Augen und einem breiten Lachen im Gesicht. Selbstverständlich trug sie nur lilafarbene Klamotten. Die Zwangshandlungen ließen deutlich nach. Eines Tages erzählte sie mir, sie wolle nun auch endlich ihren Keller wieder nutzen. Zur Vorbereitung hatte sie schon mal einen großen Eimer Farbe für die Wände gekauft. Natürlich lila.

Dieses Fräulein Lila ist mir aus meiner Therapiearbeit noch sehr gut in Erinnerung. Wir hatten nicht nur viel Vergnügen bei der Entstehung, auch die Idee, den Keller in dieser Farbe zu streichen war ein produktiver und erfolgreicher Lösungsansatz. Das Umwandeln von angstbehafteten Bildern in freundliche und vor allem fröhliche oder humorvoll verrückte, hat sich oft als sehr hilfreich erwiesen.

Nebelspaziergang

Angst (Angst vor der Angst), Erinnerungen (belastende), Verurteilung, Verzeihen

Wenn es draußen kühl und neblig ist, gehe ich gern spazieren. Ich packe mich warm ein und laufe los: durch unseren Ort, die ruhigen Straßen entlang bis zu den Feldern am Waldrand. Da gefällt es mir besonders. Alles ist gedämpft, die Farben, die Konturen, das Brummen der Autos und das Rauschen der Blätter im Wind. Ich finde das herrlich und fühle mich dann wie in einer besonderen Welt. In Watte gepackt und fern von allem, nur bei mir selbst. Meine Familie wundert sich über mich, sie sitzt bei trübem Wetter lieber warm und gemütlich in der Stube. „Was gefällt dir daran nur so sehr?", fragen sie. Eine genaue Antwort habe ich nicht, aber wenn die Welt um mich herum wie mit einem Weichzeichner gezeichnet ist, eher konturenlos als klar umrissen, sehen auch Dinge, die sonst rau sind und scharfe Kanten haben, eher weich und sanft aus. Der dornige Busch an der Ecke ist dann nicht mehr voller spitzer Stacheln, sondern ein spannendes Gebilde mit teilweise lustigen Ausbuchtungen und der freilaufende Hund nur ein Schemen mit Schlappohren. Diese veränderte Wahrnehmung nehme ich dann mit in meinen Alltag, trage das Weiche und Ruhige in meinem Gehirn spazieren und retuschiere so manchen Erinnerungen ihre scharfen Kanten weg. Ab und zu gelingt mir das tatsächlich.

Mit dem „Nebelspaziergang" kann man Klienten dazu einladen, sich nicht zu verurteilen, vermeintlich Schlechtes in neuem Licht zu sehen, die gute Absicht dissoziativer Phänomene zu würdigen und als Ausgangspunkt für einen neuen Blick auf das Geschehen zu nutzen. Frei nach dem Motto: Unklarheit verschafft Spielräume.

Paternoster

Angst (Angst vor der Angst), Phobie, Erinnerungen (belastende), Vertrauen

In unserer Uni gibt es noch einen alten Paternoster. Das ist eine Art Aufzug mit kleinen hölzernen Kabinen, die an einer Kette hängen. Diese Kette läuft im Keller und im Dach des Gebäudes über ein großes Rad, wie eine Seilbahn in den Bergen. Wenn man in ein anderes Stockwerk möchte, steigt man in eine vorbeiziehende Kabine hinein und lässt sich von ihr nach oben oder nach unten tragen. Das Rattern und Ruckeln und die Langsamkeit, mit der sich der Paternoster bewegt, hat etwas sehr Beruhigendes für mich. Kurz bevor man ganz unten oder ganz oben ankommt, fährt man an einem großen Schild vorbei. Darauf steht: „Die Weiterfahrt ist ungefährlich." Das Rattern wird lauter, und es wird auch ein kleines bisschen dunkler in der Kabine. Und da man eine solche Kabine nur einzeln betreten darf, ist man ziemlich allein – niemand steht neben einem und sagt: „Keine Sorge, da passiert nichts, hab ich schon hundertmal gemacht." Und obwohl auch ich schon einige Male rundherum gefahren bin, kostet es mich jedes Mal wieder etwas Überwindung, nicht doch vorher noch schnell im letzten Stockwerk rauszuspringen. Wenn ich dann um das große Rad herumgeruckelt bin, bin ich immer ein kleines bisschen stolz auf mich.

„Wenn du vom Pferd gefallen bist, setz dich gleich wieder in den Sattel." Die Geschichte kann bei Phobien und Angstreaktionen hilfreich sein, um sich den angstauslösenden Situationen – gegebenenfalls in Begleitung eines Therapeuten – erneut auszusetzen. Auch Menschen mit Prüfungsangst kann sie erzählt werden, um schmerzlichen Erinnerungen und daraus entwickelten Befürchtungen das Drama zu nehmen.

Ziegelsteine rücken

Angst (generalisierte Angststörung), Panikattacke, Erinnerungen (belastende), Flashback, Wahn (Hypochondrie)

Eine meiner Klientinnen litt unter Panikattacken und lebte mit der Angst, dass ihrer Tochter etwas passieren könnte. Das Mädchen war unter sehr schwierigen Bedingungen zur Welt gekommen, jedoch trotz aller widrigen Umstände rundum gesund. Und obwohl das der Mutter durchaus bewusst war, lebte sie in beständiger Sorge um ihr Kind. Um diesen diffusen Ängsten etwas auf die Spur zu kommen, bat ich sie, diese Gefühle aufzumalen. Sie versuchte es, aber das erwies sich als schwierig. „In meinem Kopf ist rundherum eine Mauer, da kann ich weder durchgucken noch drunter oder drüber hinweg. Es geht nicht", meinte sie. Um nun aber zumindest eine Ahnung von den Konturen ihrer Angst zu bekommen, damit wir versuchen konnten, diese zu verändern, bat ich sie, bis zu unserem nächsten Treffen zu schauen, ob in der Mauer irgendwo ein Fenster einzubauen sei, vielleicht ein Schiebefenster, das sie nach Belieben auf-und zumachen könnte. In der darauffolgenden Woche erzählte sie mir, dass das mit dem Fenster zwar nicht so gut funktioniert hätte, aber sie könne prima die einzelnen Ziegelsteine hin und her rücken, sodass an verschiedenen Stellen kleine Gucklöcher entstanden. Durch die würde sie immer mal einen Blick riskieren. „Und wissen Sie was", sagte sie leicht erstaunt, „ich habe tatsächlich das Gefühl, dass es mir hilft, meinen Sorgen ins Gesicht sehen zu können. Sie schauen gar nicht so gruselig aus, wie ich vorher gedacht hatte. Und wenn es mir zu viel wird, rücke ich einfach ein paar Steine, und das Bild verändert sich." Sie blickte eine Weile still auf ihre Hände und sagte dann, etwas überrascht: „Eigentlich ist das ganz spannend."

„In Ängsten findet manches statt, was sonst nicht stattgefunden hat" (Wilhelm Busch). Nicht umsonst gehen wir singend oder pfeifend in den Keller, das lenkt uns von Gedanken über dort lauernde Ungeheuer ab – obwohl wir um die Unwahrscheinlichkeit ihrer Existenz wissen. Wenn wir es jedoch schaffen, uns ein Bild von diffusen oder unerklärlichen Ängsten zu machen, verlieren diese an Kraft. Mit Hilfe von Visualisierungsarbeiten können wir Farbe, Gestalt und auf diese Art die Bedrohlichkeit dieser Bilder verändern – und vielleicht sogar auflösen.

Nimm meine Stimme mit

Auslöser (Trigger), Borderline, Dissoziation („getriggerte" Erinnerungen), Flashback, Psychose

Hör meine Stimme, und wenn es passiert, dass du in Alptraumwelten abtauchst, in grausame Erinnerungsfilme, die wie echt, wie jetzt, erscheinen, nimm meine Stimme mit. Versuche nicht, im Jetzt zu bleiben, sondern halte dich an meiner Stimme fest. Nimm meine Stimme mit in die Zeit, als der Peiniger dich gequält hat, nimm die Wärme und den Klang, nimm die Melodie meiner Stimme mit in die Zeit, als du dachtest, du würdest sterben, nimm sie mit, bis der Film zu Ende ist, der Vorhang fällt und du rausgehst und draußen vor dem Horrorkino frische Luft schöpfst. Der Film ist vorbei, aber dieses Mal war es anders: Du hast meine Stimme dabeigehabt, und jemand in dir wusste die ganze Zeit: Da passt etwas nicht zusammen. Das ist nicht wirklich wirklich. Die Stimme erinnert dich ans Jetzt. Du kennst meine Stimme gut, dein Gehirn kann sich jederzeit an sie erinnern. Sag deinem Gehirn einen schönen Gruß: Wenn du noch einmal in dem Horrorkino sitzt, wenn ich nicht dabei bin, kann es meine Stimme trotzdem mitnehmen, als Gruß aus dem Jetzt auf der Reise durchs Damals.

Menschen, die schwer traumatisiert wurden, erleben oft heftige Flashbacks, indem sie beispielsweise frühere Misshandlungen so erleben, als geschähen sie jetzt. Das Bemühen von Therapeuten, sie im „Hier und Jetzt" zu halten, erweist sich oft als fruchtlos.

Dagegen ist es durchaus möglich und wirkungsvoll, den Klienten üben zu lassen, etwas aus dem „Hier und Jetzt“, wie etwa den Klang der Stimme des Therapeuten, mit in die Alptraumwelt zu nehmen. Der Klient kann dies nicht nur tun, während der Therapeut mit ihm spricht, sondern auch später, indem er seine Erinnerung an die Stimme des Therapeuten in die intensiven Katastrophenerinnerungen mitnimmt. Die so veränderte Dissoziation ist weniger vollständig als zuvor, weil beim Durchleben der schlimmen Erinnerungen immer ein Wissen darum vorhanden ist, dass es sich um Erinnerungen handelt. Die mitgebrachte Stimme des Therapeuten dient sozusagen als Beweis, dass die traumatische Erinnerung, die so gegenwärtig scheint, nicht die Gegenwart und daher nicht die wirklichste Wirklichkeit sein kann.

Der Schlüssel

Einsamkeit, Selbstabwertung (Selbstbewusstsein), Vernachlässigung

Ich bin ein alter Schlüssel und bin schon in die Jahre gekommen. Mein Glanz ist weg, und ich hänge an einem rostigen Nagel am Schlüsselbrett. Neben mir hängen neue Schlüssel, schön und glänzend. Diese werden genommen und wieder hingehängt, sie passen zu den vielen Türen im Haus, ich aber bin unscheinbar, niemand will mich. Nur hin und wieder kommt ein Kind vorbei und nimmt mich mit. Ich liebe es, da werde ich gebraucht, und ich schließe den alten Dachstock auf. Dachfenster lassen Licht hinein, um die wundervolle Welt der abgelegten Schätze zu offenbaren. Die Hände zittern leicht, wenn die Türen zum Dachstock geöffnet werden. Ich weiß nicht, ist es Freude oder Angst? Was wird sein, wenn das Kind entdecken wird, dass ich noch zu anderen Türen passe?

Der Selbstnegation ist mit gewöhnlichen Argumentationen oft nicht beizukommen. Eine neue Idee auf die scheinbar unveränderbare Situation lässt einen Perspektivenwechsel zu. „Manchmal", meinte ein LKW-Fahrer, „reicht ein kurzer Dreh mit dem Lenker und man fährt wieder auf der Spur."

Schneewittchen

Angst (Verlustangst), Bindungsangst, Depression, Gefangenschaft, Gewalt, Partnerschaft, Depersonalisation/Derealisation, Dissoziation (Gefühlskälte), Tod

Als Geschichtenerzähler bin ich mit der Märchenwelt zutiefst verbunden. Manchmal begegne ich Menschen, welche ebenfalls Märchen lieben, manchmal nicht. „Welches ist dein Lieblingsmärchen?", fragte ich einmal bei einem Geschäftsessen meinen Nachbarn. „Ich hasse Märchen." „Meins ist Schneewittchen. Komm, wir wollen ein Spiel spielen. Ich sage, was mir zum Märchen in den Sinn kommt und du, was dir dabei grad durch den Kopf geht. Wer die besten Argumente hat, gewinnt." Meist ist dieses Spiel unterhaltsam, auch wenn nicht alle gleicher Meinung sind.

„Also", begann ich, „Schneewittchen ist die schönste Prinzessin weit und breit." – „Die Mutter blutet."

„Schneewittchen lebt in einem Königschloss." – „Die Mutter stirbt."

„Schneewittchen ist schöner als die Sonne." – „Sie soll durch ein Messer sterben."

„Schneewittchen wird glücklich von den Zwergen aufgenommen." – „Sie soll durch einen Gürtel sterben."

„Die Zwerge retten Schneewittchen." – „Sie soll durch einen Kamm sterben."

„Die Zwerge retten Schneewittchen zum zweiten Male." – „Sie stirbt durch einen Apfel."

„Schneewittchen wird auch im Tod geliebt.“ – „Sie liegt in einem offenen Sarg.“

Irgendwie wurde gerade mein Bild von meinem Lieblingsmärchen zerstört, und leicht desillusioniert schwieg ich. Ich hatte keine guten Argumente mehr. Als ich mir vor der Nachspeise kurz die Beine vertreten ging, musste ich mir in meinem Schneewittchen nochmals verdeutlichen, was mir an dem Märchen denn behagte:

Mir gefiel, wie unbeeindruckt Schneewittchen bleibt. Sie ist immer schön. Rot, weiß und schwarz. Selbst im Tod bleibt sie wie sie ist und verwest nicht. Das machte mir neuen Mut. Und erst die Zwerge, die geben alles, damit Schneewittchen zu neuem Leben kommt. Die Zwerge beleben Schneewittchen, die Zwerge helfen dem Prinzen. Die Zwerge, sie retten und schaffen Rettung, die Zwerge … dachte ich. Nun, ich glaube ich weiß, wie ich mir mein Schneewittchen retten kann.

„Lass uns das Spiel nochmals spielen. Du darfst beginnen.“ „Gut“, meinte mein Gegenüber, „wer die schlechteren Argumente hat, bezahlt den Wein. Also, ich beginne: Schneewittchen wird die Mutter verlieren.“ – „Die Zwerge werden helfen.“

„Schneewittchen wird vom Jäger tödlich bedroht.“ – „Die Zwerge werden helfen.“

„Schneewittchen hat eine überaus feindlich gesinnte Stiefmutter.“ – „Die Zwerge werden helfen.“

„Schneewittchen wird erstickt und vergiftet.“ – „Die Zwerge werden helfen.“

„Schneewittchen stirbt und bleibt viele Jahre im Sarg.“ – „Die Zwerge werden helfen.“

„Schneewittchen muss leiden.“ – „Die Zwerge werden helfen.“

Ich konnte es nicht oft genug sagen: Die Zwerge werden helfen. Auch wenn ich den Wein bezahlen musste, ich hatte mein Lieblingsmärchen wiedergewonnen.

Märchenarbeit kann in der Traumaarbeit einfache Wahrheiten eröffnen. Gerade für Helfer, welche mit traumatisierten Menschen arbeiten, kann die Begegnung mit ihren Traumata auch das Verlieren von Sicherheit bedeuten.

Es ist legitim, das Märchen von Schneewittchen unter verschiedenen Gesichtspunkten zu betrachten. Obwohl das Märchen von Sterben, Angst, Verlust und Übergriffen auf die körperliche Unversehrtheit erzählt, es bleibt ein „Märchen“. Das Wiederentdecken einer einfachen Wahrheit hilft über alle traumatisierenden Ereignisse im Märchen hinweg.

Das Grasbüschel

Depression, Entwicklung, Krebs, Selbständigkeit (Selbstverantwortung, Selbstwirksamkeit), Vertrauen

Auf der Suche nach frischem Futter kam eine Ziege des Weges. Am Ufer eines munter plätschernden Bächleins entdeckte sie ein beinahe verdorrtes Grasbüschel. „Was stehst du so unansehnlich und traurig hier herum?“, meckerte sie.

Drei Mal musste sie ihre Frage wiederholen, bis der Angesprochene zu einer Antwort ansetzen konnte. „Ich fühle mich so ausgetrocknet, krank und durstig“, kam es mit schwacher Stimme. „Du stehst unmittelbar bei einem Bach und bist durstig? Das verstehe ich nicht“, meinte die Ziege. „Streck doch deine Wurzeln ein wenig, dann wirst du vom frischen Wasser genießen können. Ganz bestimmt wird es dir sehr schnell viel besser gehen.“ Das Büschel regte sich jedoch nicht. „Nun, mach schon, ich kann nicht ewig warten“, meckerte die Ziege ungeduldig. „Wo denkst denn du hin?“, meinte das Gras schleppend. „Dieses Bachbett trocknete bereits vor einiger Zeit aus. Da kann ich so lange Wurzeln wachsen lassen, wie ich will, da ist kein Wasser, nichts.“ „Ja, bist denn du blind? Da fließt doch jede Menge Wasser!“, ereiferte sich jetzt die Geiß. „Waaas? – Seit wann kommt hier denn wieder Wasser?“, staunte das halbverdorrte Etwas, als es ungläubig, müde und lahm einen seiner Halme in Richtung Bach wandte. „Ich hätte nie gedacht, dass hier jemals wieder Wasser daherkommen wird.“

Leicht verständnislos, jedoch einfühlend, unterstützte die Ziege die aufkeimenden Bemühungen des Grasbüschels, drückte die zarten und fast verdorrten, in die Luft ragenden und gekräuselten Wurzeln mit einem Huf sanft ins Wasser. Alsbald sog das Gras das lebenspendende Nass gierig auf und spürte gleich darauf, wie die Kräfte langsam wieder in seine Halme zurückflossen.

Eine lang andauernde Sicht auf das Negative eines Ereignisses kann einen einschränkenden Blick zur Folge haben; wobei dieser mit der Zeit als die Wahrheit betrachtet wird. Gleichzeitig ist auch das Durchhaltevermögen als nützliche Ressource zu betrachten und kann utilisiert werden. Veränderungen des Fokus gelingen häufig erst durch einen Anstoß von außen.

Brassica napus

Auslöser (Trigger), Einsamkeit, Erinnerung (belastende), Krise, Vernachlässigung

Wenn ich heute an einem Rapsfeld mit noch unreifen Früchten (Schoten) vorbeikomme, tauchen mit dem speziellen Duft des Rapses (lat.: Brassica napus), beinahe gleichzeitig zwei Gefühle auf. Das eine ist sehr angenehm und löst Wohlbehagen aus. Das andere Gefühl empfinde ich als „verschwommen" und eher unangenehmen. Lange Zeit war mir diese Gefühlsmischung nicht bewusst. Ich entdeckte den Unterschied erst, nachdem ich meinen Erinnerungen nachging.

In der Schulzeit verbrachte ich jeweils einen großen Teil meiner Freizeit auf einem Bauernhof. Obwohl ich am liebsten mit dem Einachser und dem Traktor fuhr, half ich den Bauersleuten auch gerne die Tiere versorgen, die Obstbäume pflegen, die Felder bestellen und ernten. Auch wenn die Arbeit für mich körperlich oft sehr anstrengend war, so genoss ich trotzdem jede Minute in Feld und Stall.

Einmal war da dieser Frühsommer mit seinen mächtigen Gewittern. Eines dieser Gewitter legte die Frucht eines ganzen

Rapsfeldes flach. Der Bauer entschloss sich, damit der Raps trotz allem noch reifen und geerntet werden konnte, zu einer intensiven Rettungsaktion. Mit einem Arm packten wir jeweils einen großen Büschel Rapsstängel, mit dem anderen Arm ein daneben liegendes und überkreuzten diese beiden Büschel, um ihnen eine selbsttragende Stabilität zu geben. Dann einen Schritt weiter gehen, bücken und dasselbe Vorgehen. Und so immer weiter. Am Ende des Feldes angekommen, drehen und das Gleiche auf die andere Seite. Inzwischen brannte die Sonne unbarmherzig auf uns nieder und die Arbeit wurde für mich zunehmend zur Qual. Denn ob dieser ungewohnten Bewegungen begannen mir nach kurzer Zeit Arme und Rücken zu schmerzen. Als dann der Bauer auch noch wegen etwas Dringendem vom Feld wegfahren musste, blieb ich mit der restlichen Arbeit allein. Weder früher noch später ist mir das Feld in seiner Größe derart unüberwindlich erschienen.

So bedeutet für mich heute der alljährliche Duft eines Rapsfeldes einerseits eine Zeitreise in einen wunderbaren Teil meiner Jugend und anderseits gesellt sich zu demselben Duft eine leicht herbe Note, die mich an diesen einen Tag im Rapsfeld erinnert.

In der Erinnerung an ein Ereignis gibt es immer eher positive wie auch eher negative Aspekte. Dabei sind nie die Ereignisse als solches maßgebend, sondern die damals erfüllten oder nicht erfüllten Bedürfnisse der erlebenden Person. Wo der Schwerpunkt der „Endabrechnung“ schlussendlich zu liegen kommt, bestimmt, welcher gefühlte Erlebniswert dem gesamten Ereignis beigemessen werden kann.

Befreiung aus dem Internat

Abhängigkeit, Auslöser (Trigger), Bindungsangst, Erinnerung (belastende), Entwicklung, Hilflosigkeit (Opfer- und Täterkonstrukte), Partnerschaft, Selbständigkeit (Selbstvertrauen, Selbstwirksamkeit)

Eine Frau beklagte sich bei ihrer Freundin über ihre Beziehungen mit Männern. Dauernd würden diese ihr sagen, was sie zu tun und wie sie sich zu benehmen habe. Außerdem würden sie so tun, als schaffe sie es nicht, ihr Leben ohne diese Männer zu gestalten. Sie fühle sich in all diesen Beziehung wie eine Gefangene. Mit ihrem derzeitigen Partner habe sie eine ähnlich schwierige Beziehung. Die Freundin meinte dazu, es sei möglich, dass sie ein typisches Opfer sei und unbedingt zur Täterin werden müsse. Die Frau, die sich jedoch nicht vorstellen konnte, auf welche Art dies zu bewerkstelligen sei, fühlte sich nach dem Gespräch unbefriedigt und hilflos wie zuvor.

Einige Zeit später plante sie einen Ausflug zu ihrem früheren Wohnort. Dabei wollte sie auch einen Abstecher zu jenem Internat machen, in welchem sie vom sechsten bis zum zehnten Lebensjahr „verwahrt" wurde. Denn die alleinerziehende Mutter, die für den Lebensunterhalt hart arbeiten musste, konnte sich in dieser Zeit nicht selbst genügend gut um sie kümmern. Im Internat wurden alle Schüler von den Lehr- und Aufsichtspersonen, welche ein äußerst strenges Regime führten, wie Gefangene gehalten und oft auch aufs Übelste erniedrigt. Sie litt damals sehr darunter und weinte sich abends oft in den Schlaf. Noch heute plagen sie darüber Alpträume. Mit diesen bedeutsamen Erinnerungen machte sie sich mutig auf den Weg zum Internat. Dort angekommen fand sie jedoch das Internat nicht mehr und glaubte, sich im Weg geirrt zu haben. Ein Einheimischer, nach dem Weg gefragt, erzählte folgende Geschichte: „Vor vielen Jahren ist es einer der geplagten Internat-Schülerinnen leid geworden, die ungerechten Behandlungen durch das Aufsichtspersonal zu erdulden. Deshalb hatte sie, eines nachts während der Schulferien, Feuer gelegt. Die lodernden

Flammen wurden durch einen starken Wind zusätzlich genährt. So ist das alte Gebäude in Nullkommanichts bis auf die Grundmauern niedergebrannt. Die Feuerwehr hatte nur noch das Übergreifen der Flammen auf andere Häuser verhindern können. Danach ist an dieser Stelle, was sich die Bevölkerung schon längst gewünscht hatte, ein Ökonomiegebäude errichtet worden."

Zwei Wochen nach diesem Ausflug rief die Frau ihre Freundin an. Sie müsse ihr unbedingt vom niedergebrannten Internat berichten. Dieses Erlebnis habe ihr aufgezeigt, wie sie zur Täterin werden könne. Deshalb habe sie diese Woche ihrem aktuellen Freund eröffnet, sie wolle ihr Leben wieder vermehrt selbstwirksam in die Hand nehmen und habe sich von ihm getrennt.

Mit der Zeit erzeugen traumatische Erlebnisse häufig wenig nützliche und sehr energieaufwändige Verhaltensmuster. Für die gewünschten Veränderungen, bzw. für einen ökonomischeren Umgang mit solchen Erlebnissen, können Bilder und Geschichten hilfreich Pate stehen. Dabei können sowohl gezielte professionelle Interventionen wie auch informelle Gespräche mit Menschen aus dem Bekanntenkreis gute Hilfe leisten. Hier ist immer wieder zu beobachten, dass die angebotenen Impulse ihre Wirkung spontan oder auch stark zeitversetzt entfalten können.

Seron

Depression, Religion (Spiritualität), Trauer, Zuversicht

Dort ein Bauernhof, umgeben von einer weiten Fläche Weideland; ein idyllisches Bild. Da ein altes Wohnhaus, umgeben von Bäumen und einem Garten, der eine Grenze zum Weideland bildet. Ebenso idyllisch und vor allem sehr, sehr ruhig. Bis es eines Tages einen ersten Pächterwechsel gab, und hier fängt die Geschichte an.

Der neue Pächter ließ seinem Vieh freien Weidelauf. Als traditionsverbundener Mensch schmückte er seine Viecher mit den in allen Größen vorrätigen Glocken. Sehr zum Leidwesen der im angrenzenden Haus wohnenden Frau, die so gerne die Stille genoss. Ihre Hoffnung, dass am Abend das Vieh in den Stall zurückgeführt würde, schwand bereits in den ersten Tagen. Auch wenn der Bauer die Kühe zum Melken nach Hause rief, so ließ er dennoch die Rinder des Nachts unter freiem Himmel weiden. Deshalb bimmelten die Glocken, die Stille der Nacht durchbrechend, auch beim Wiederkäuen der liegenden Tiere. Keine Stille, keine Ruhe. Die Frau entwickelte von Jahr zu Jahr eine zunehmende Abneigung gegenüber den Viechern.

Doch kürzlich geschah etwas äußerst Bemerkenswertes. In tiefer Traurigkeit und großer Leere, über den kürzlichen Verlust ihres geliebten Hundes Seron, saß die Frau an einem dieser Tage auf ihrem Balkon. Sie beobachtete die weidenden Rinder, die ab und zu wie ausgelassene Tierkinder herumsprangen. Wehmütig erinnerte sich dabei an ihren Hund, der in seinem hohen Alter, trotz Schmerzen, auch immer wieder so herumgesprungen war. Just in diesem Moment glaubte sie, während der Länge eines Wimpernschlags, dass durch die Augen eines der Rinder ihr treuer Hund sie anblickte. Er schien ihr etwas mitteilen zu wollen. In diesem Augenblick geschah ein freudiges, inneres Erkennen. Auch wenn das Glockengeläut der großen Tiere weiterhin ihre Ruhe unterbrechen wird, konnte dies ihrer Freude nun keinen Abbruch mehr tun. Sie hatte zu ihrem inneren Frieden zurückgefunden.

Beim Verlust eines geliebten Tieres oder Menschen kann eine Neurahmung für die Erinnerung daran auch eine neue, heilsame Sicht bedeuten. In der vorliegenden Erzählung gelang es der Frau, nicht nur eine Entspannung für das (scheinbar) primäre Problem zu erreichen, sondern gleichzeitig auch bezüglich ihrer Trauer um den geliebten Hund. Die Geschichte steht zudem stellvertretend für die Ressourcen bzw. das innere Wissen (Selbstkompetenz) der Menschen für ihre Selbstheilung.

Seine Stimme

Auslöser (Trigger), Erinnerung (belastende), Gewalt, Krieg

Eine Frau erzählte im Coaching von den Gräueltaten während des Krieges in ihrer Heimat. Dabei habe sie auch erleben müssen, wie ihre Familie umgebracht wurde.

An einem Nachmittag sei sie mit ihrer Mutter vor ihrem Haus gestanden. Plötzlich habe sie hinter sich die schneidende Stimme eines Mannes gehört, worauf sie ihren Kopf schlagartig gedreht habe, um mit den Augen der Stimme nachzugehen. Im selben Moment, als sie den Soldaten mit seinem Gewehr erblickt habe, habe dieser abgedrückt und ihre Mutter erschossen.

Noch viele Jahre sei die erwähnte Szene aus dem Krieg immer wieder in ihr aufgeflammt und habe jeweils eine eisige Kälte durch ihren Körper strömen lassen. Dies geschah immer wieder in ihrem Beruf, im Zusammenhang mit ungerechten und in schneidendem Ton, gewissermaßen aus dem Hinterhalt, vorgebrachter Kritik von Vorgesetzten.

Aber eines Tages sei etwas geschehen, das sie noch heute als Wunder betrachte. An diesem Tag sei sie am Ufer eines Waldteiches gestanden, als sie hinter sich eine schneidende Männerstimme vernommen habe. Erschrocken habe sie den Kopf abrupt gedreht, während sich ihr Magen gleichzeitig verkrampft habe. Das, was sie dann aber gesehen habe, habe sie verzaubert. Sie habe wie hypnotisiert in zwei freundliche Augen geblickt und wie durch Watte wahrgenommen, dass sich die Lippen des Mannes zu Worten geformt hätten, die sie jedoch akustisch nicht verstanden habe. Einen Moment später seien sie miteinander ins Gespräch gekommen und der Mann habe ihr erzählt, dass er hinter ihr vorbeigehen wollte und dabei auf ihrer nackten Schulter eine Wespe entdeckt habe. Auf diese habe er sie aufmerksam machen wollen. Dabei sei seine Stimme vermutlich schärfer geraten als er gewollt habe.

Aus dieser Begegnung sei schnell eine zauberhafte Liebesbeziehung entstanden und sie seien mittlerweile seit zehn Jahren ein

Paar. Der wunderbare Nebeneffekt dieses Ereignisses sei, dass sie seither nicht mehr erschrecke, wenn sie hinter ihrem Rücken plötzlich eine unangenehm tönende Männerstimme wahrnehme.

Wie traumatische Erlebnisse einen nachhaltig destruktiven Biografieabschnitt einleiten können, so kann die Erinnerung unter verändertem Blickwinkel, neu gerahmt und verknüpft mit inneren Ressourcen, der Schlüssel zum guten Weiterleben sein. Das bedeutet, zum Erlebnis in eine neue Beziehung zu treten. Wie Gunther Schmidt (Begründer des hypnosystemischen Ansatzes) es formulieren würde: „Es ist nicht das Problem, das einen fertig macht, sondern die Beziehung zum Problem."

Schatzsuche

Depression, Selbständigkeit (Selbstvertrauen, Selbstwirksamkeit), Wertschätzung

„Was machst du anders als deine Kollegen?", wollte der Lehrling von seinem zufriedenen Vorgesetzten wissen. „Ich sehe, du und die andern hier tun alle die gleiche Arbeit, doch du scheinst dich irgendwie dabei zu freuen."

„Als ich hier mit dem Arbeiten begann", meinte der Vorgesetzte, „hörte ich von einem alten Kollegen, dass es hier einen unheimlich wertvollen Schatz geben soll, den wir finden können. Den habe ich gesucht, erst zum Spaß und später ganz selbstverständlich." „Und, gefunden?", fragte der Lehrling. „Ja und nein", antwortete der Vorgesetzte. „Ich habe ihn nicht gefunden, weil ich noch weitersuchen möchte. Und zum andern: Ich habe ihn gefunden, weil ich weitersuche."

„Die Spirale der Fehlersuche reißt mich hinunter", stellte ein Klient resigniert fest, der beruflich auf eigene und Fremdfehler achtete, damit er weiterkomme, aber immer mehr gestresst wurde. Mit dieser paradoxen Intervention konnte er neue Ideen zu seiner Situation kreieren: Schatz- statt Mängelsuche.

Giftspeiende Ringhalskobra

Angst, Auslöser (Trigger), Selbständigkeit (Selbstvertrauen, Selbstwirksamkeit)

Einer Zoo-Mitarbeiterin wurde als neue Aufgabe das Säubern der Schlangen-Terrarien zugeteilt, doch sie winkte schaudernd beim erfahrenen Tierpfleger ab. Sie verfüge nicht über das nötige Wissen und die Erfahrung, um eine solche Arbeit anzunehmen, und mit Giftschlangen kenne sie sich gar nicht aus, erklärte sie ihm. Zudem hause in einem dieser Terrarien eine Ringhalskobra, welche, wenn sie sich in die Enge getrieben fühle, ihrem Angreifer ihr Gift über mehrere Meter zielgenau in die Augen spritzen könne. Sie habe Angst, diese Arbeit zu erledigen, sagte sie zum Schluss.

Der Tierpfleger, der über die sportlichen Erfahrungen der jungen Tierpflegerin Bescheid wusste, stellte ihr folgende Frage: „Als du Fallschirm springen lerntest, wie gestaltete sich deine Ausbildung?" Da ihre Brevetierung erst vor kurzem erfolgt war, konnte sie ohne langes Überlegen antworten: „Zuerst erhielten wir theoretische Inputs. Danach lernten wir, aus geringer Höhe springend, richtig abzurollen. Etwas später konnten wir uns aus größeren Höhen, mit Sprüngen auf dicke und weiche Matten, noch mehr Sicherheit aneignen. Dazwischen lernten wir die Ausrüstung kennen und das Falten des Schirmes. Später ging es dann mit einem Sportflugzeug in die Luft, von wo aus wir zum Abschluss erfolgreich einige Sprünge aus unterschiedlichen Höhen ablegten. Danach musste ich nur noch eine gewisse Anzahl Sprünge in eigener Regie absolvieren, um den Nachweis für die Berechtigung des Brevets erbringen zu können. Bei dieser Ausbildung ist mir von der Trainerin vor allem folgender Rat gut in Erinnerung geblieben: Wenn du für den Sprung Angst verspürst, versuche nicht sie zu ignorieren, sondern nimm sie ernst und finde heraus, wie du den Sprung mit dieser Angst tun kannst." Beim begeisterten Erzählen ihrer Erinnerungen redete sich die junge Mitarbeiterin so richtig in Fahrt. Der erfahrene Tierpfleger, der ihr aufmerksam zugehört hatte, nickte: „Und ich habe geglaubt, dass ihr als erstes gelernt habt, ohne einen Fallschirm aus dem Flugzeug zu springen." Die junge Frau schaute ihn leicht irritiert an. Doch gleich darauf erhellte ein Lächeln des Verständnisses ihr Gesicht und sie fragte: „Wann kannst du mich in den Umgang mit dieser speienden Giftschlange einführen?"

Die Geschichte zeigt, wie Klienten auch mit diffusen Ängsten mit nützlichen Fragen an ihre eigenen Lösungen herangeführt werden können. Dabei soll verinnerlichtes, unbewusstes Wissen über erfolgreich gemeisterte Situationen reaktiviert werden. Dieses Wissen bzw. diese Kompetenzen gilt es für andere schwierige Situationen zu utilisieren.

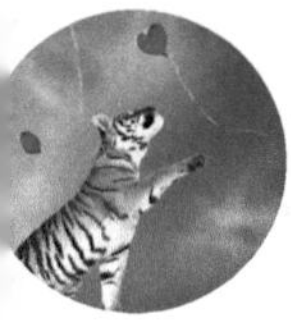

8 Aussöhnung, Güte, Selbstversöhnung

Den Menschen zu verzeihen, die einem Schlimmes zugefügt haben, kann niemals eine Forderung von Therapie sein. Eine solche Forderung würde dem Menschen, der Schweres erlitten hat, nur eine zusätzliche Last aufbürden und könnte obendrein so verstanden werden, als wollte man denjenigen, der einem anderen Leid zugefügt hat, mehr unterstützen als den, der es erlitten hat.

Etwas anderes ist es, wenn derjenige, der in Therapie geht, sich eine Art von Aussöhnung mit einem anderen Menschen, der ihm Leiden zugefügt hat, wünscht – ein Fall, der gar nicht selten ist, denn möglicherweise ist dieser Mensch auch die Quelle von manchem Guten gewesen, und vielleicht ist er bis heute auf eine andere, positive Weise bedeutsam für den Klienten. Hier kann die Suche nach Wegen der inneren oder äußeren Versöhnung ein zentrales Ziel von Therapie sein.

Auch ist zu bedenken: Vielleicht möchte eine Klientin ihren Eltern oder ihrem Ex-Partner nicht mehr (oder im Moment nicht) begegnen, und sieht sie auch entsprechend selten – aber wenn sie sie täglich in inneren Dialogen in ihrem Kopf sieht und hört und in ihrem Inneren Schlachten geschlagen werden, muss es ein Ziel sein, dass der Krieg im Kopf der Klientin aufhört. Das Problem sind nicht die real noch stattfindenden Begegnungen, sondern die Begegnungen im Kopf. Mindestens hier müssten sich also Beziehungen verändern – in der Weise, dass die Klientin innerlich zur Ruhe kommen und Frieden erfahren kann.

Und schließlich geht es – neben Aussöhnung mit anderen Menschen – zuweilen noch viel mehr um Versöhnung mit sich selbst, mit der eigenen Biografie, mit dem Leben und dem, was manche Menschen „Gott“ nennen.

Die folgenden Geschichten befassen sich damit, wie Menschen, die Schlimmes erfahren und vielleicht über Jahre hinweg in Erstarrung und Verbitterung gelebt haben, zu einem freundlichen Umgang mit sich und ihrem Leben – das so lief, wie es lief – finden.

Seelenwäsche

Borderline, Depression, Familie, Gewalt, Konflikt, Trennung

Stell dir vor, es gibt eine jenseitige Welt, wo sich die Verstorbenen aufhalten. Irgendwann werden wir alle da drüben sein, auch deine Schwester, die dir einerseits viel bedeutet und die dich andererseits so verletzt hat, dass es schwer ist, ihr zu begegnen. Ich weiß nicht, was sie erlitten oder versäumt hat, dass sie zu einer geworden ist, die dir so weh getan hat, wie es Geschwister niemals miteinander tun dürften. Aber stell dir vor, in dieser jenseitigen Welt gibt es eine Art Seelenwaschmaschine, durch die sie durch muss – oder darf, wenn man so will – um sich von allem Seelendreck zu reinigen, mit dem sie sich im Leben beschmutzt hat. Ist es in Ordnung, sich das einmal so vorzustellen? Wie sieht diese Seelenwaschmaschine aus? Sind es verschiedene Becken mit Flüssigkeiten? Sind es Bürsten wie bei einer Autowäsche? Ist es eine große Wäschetrommel oder sind da Heilige, die die Leute abreiben wie in einem orientalischen Bad? Wenn deine Schwester da so lange drin ist, bis aller Erdendreck von ihrer Seele entfernt ist und sie sauber ist, wie sieht das aus? Wenn du dir vorstellst, dass sie danach noch einmal zu dir kommt, wie sieht sie aus? Was sagt sie zu dir? Wie fühlt sich das an?

Die Geschichte nimmt beides ernst, das Schlimme, was ein Klient durch ein Familienmitglied erlitten hat, und den Wunsch oder die Notwendigkeit, zumindest den Seelenfrieden zu finden, der bedeutet, dass die inneren Bilder der Familienmitglieder im Heute keinen Schaden mehr im Klienten anrichten.

Heilsame Begrenzung

Erinnerungen (belastende), Flucht, Gewalt, Missbrauch, Scham, Schuld

Manchmal erzählen mir Klienten mit traumatischen Erfahrungen, dass sie nicht von der Idee loskommen, selbst Verantwortung für das Erlebte zu tragen. „Ich weiß", sagen sie, „dass das nicht stimmt, dass andere mir Schlimmes zugefügt haben, und doch ist da dieses Gefühl von Schuld. Irgendetwas hätte ich bestimmt tun können, auch wenn ich jetzt nicht weiß, was das hätte sein sollen. Aber ich bin doch verantwortlich für mich, oder nicht?" Manchmal sage ich dann, dass ich das genauso sehe. „Also, Sie hätten sich wirklich mehr anstrengen können. Schließlich stammen Sie ja in direkter Linie von Pipi Langstrumpf ab, dem stärksten Mädchen der Welt. Und außerdem von Supermann, und über dessen Kräfte müssen wir ja wohl gar nicht reden. Da hätten Sie sich Ihrem Erbe wirklich als würdiger erweisen können!" Und nach einer ersten Schrecksekunde führt das häufig zu einem verständnisvollen Lächeln. Und wenn ich dann noch frage, warum sie im Vorfeld nicht einfach in ihre Glaskugel geschaut hätten, wird es manches Mal auch zu einem befreiten Lächeln.

Manchmal fällt es schwer, zu akzeptieren, dass wir trotz aller Informationsmöglichkeiten niemals in der Lage sind, alle Fakten und Konsequenzen für eine Entscheidungsfindung zu kennen. Wir erwarten von uns, dass wir jetzt schon wissen könnten, wie es in einer Minute um uns steht. Dass das nicht so ist, erfahren wir oft erst in belastenden Situationen. Die Erkenntnis und Akzeptanz, dass wir Begrenzungen unterliegen und endliche Wesen sind, wirkt erleichternd und hilft, das Geschehene besser zu verarbeiten.

Die große Finsternis

Angst, Depression, Ungewissheit, Zuversicht

Wir beschäftigten uns im Unterricht mit dem Weltall und der darin herrschenden, unendlich tiefen Finsternis. Auf einmal entstand eine Unruhe. Eine Biene hatte sich ins Schulzimmer verirrt. „Ihhh, Hilfe, ich werde gestochen!“, rief eine ängstliche Schülerin. Fenster wurden aufgerissen und das kleine Tier ins Freie geschubst. Die Biene flog zum Rosenstrauch unter dem Fenster, begleitet von den Blicken der Schüler. Das Weltall war vergessen, wir machten eine Pause. Die ängstliche Schülerin blieb allein im Klassenzimmer. Die Biene hatte sie verunsichert. Doch noch mehr war sie über die Dimension der Dunkelheit beeindruckt. „So ist es auch in mir drin. Ungeheure Leere und Finsternis, manchmal jedenfalls.“

„Ohne diese kleine Biene wäre die Sonne nur ein Klecks in einer riesigen dunklen Leere“, meinte ich und zeigte auf das Poster vom Weltall an der Wand. „Das Licht der Sonne braucht Bienen, Blumen, Menschen, ja, eine ganze Welt, damit sie gesehen werden kann.“ Eine Weile dachte die Schülerin nach und meinte schließlich: „Ist voll ok, so mit den Bienen!“

Die Geschichte entstand im Physik-Unterricht einer Sonderschulklasse. Eine Schülerin mit sporadisch auftretenden Ängsten und seelischen Verstimmungen empfand das All als dunkel und bedrohlich. Dass die Dunkelheit auch so nah der hellen Sonne sein kann, verwunderte sie. Das Licht braucht Hilfe, und seien es auch „gefährliche“ Bienen, damit es erscheinen kann.

Ehrenrunde

Selbstannahme, Schuld, Verantwortung, Treue, Betäubung, Depression

Kurz vor den Schulferien rief meine Freundin mich an und erzählte mir, dass ihre Tochter die Versetzung in die nächsthöhere Klasse nicht geschafft habe. „Ich bin irgendwie am Boden zerstört“, sagte sie, „ich habe bis zum Schluss gedacht, dass sie es noch schafft. Jetzt war die ganze Anstrengung der letzten Wochen umsonst. So ein Rückfall ist echt schwer zu verkraften.“ „Ach, ich weiß nicht“, antwortete ich, „ihr habt euch doch beide bemüht, habt gelernt und es versucht. Wer weiß schon, woran es genau gelegen hat? Ich finde, ihr solltet euch erlauben, so eine Ehrenrunde zu drehen, im Wissen, dass die Situation im nächsten Schuljahr nicht mehr genau so sein wird, wie die im vergangenen. Und deine Tochter kann gemeinsam mit dir die Zeit nutzen, die Dinge zu überprüfen, Einstellungen neu zu bewerten und zu verändern, um dann einen fulminanten Neustart mit veränderten und vielleicht besser angepassten Bedingungen hinzulegen.“ Sie schwieg eine Weile, dann sagte sie langsam: „Fulminante Ehrenrunde, das klingt irgendwie prima. Genau, so machen wir es.“

Worte wie Rückfall oder Sitzenbleiben vermitteln den Betroffenen das Gefühl von Versagen, Unfähigkeit und, im schlimmsten Fall, dass Anstrengungen vergeblich sind. Wer es schon mal mit einer Diät versucht, und nach einer Woche eiserner Disziplin dem Wunsch nach einem Stück Kuchen nachgegeben hat, der weiß, wie es sich anfühlen kann, rückfällig geworden zu sein. Die ganze Woche ist vergessen und übrig bleibt der Eindruck, man sei wieder an derselben Stelle wie vorher. Was objektiv betrachtet natürlich nicht stimmt. Das Wort „Ehrenrunde“ lässt uns eher an erfolgreiche Sportler im Stadion denken, die nach einem Sieg noch eine Runde drehen, und kann helfen, die Versagensgefühle abzumildern.

Elternhaus

Abschied, Familie, Trauer, Selbstbild (Selbstvertrauen), Tod, Zuversicht

Ich habe großes Glück. Mit Ende Fünfzig habe ich immer noch meine drei Freundinnen aus der Schulzeit. Trotz unterschiedlicher Lebenswege haben wir es geschafft, zusammenzuhalten und zusammenzubleiben. Wir haben an unseren Hochzeiten getanzt, die Geburten unserer Kinder mit Sekt begossen und uns bei Beerdigungen in den Arm genommen. Wir kennen uns gut. Eine von uns hatte besonders unter dem Tod ihrer Mutter gelitten. Der Vater war schon viele Jahre vorher gegangen, und sie hatte sich sehr lange und sehr liebevoll um ihre Mutter gekümmert. Deren Tod hinterließ eine große Lücke im Leben meiner Freundin, und es fiel ihr schwer, damit zurechtzukommen. Die Mutter hatte bis zum Schluss in ihrem Haus bleiben können, und meine Freundin brachte es nicht fertig, sich nun davon zu trennen. Sie beließ alles genau so, wie ihre Mutter es verlassen hatte. Die Gewürze blieben im Schrank, das Bett gemacht und ein handgeschriebener Zettel lag auf der Kommode im Flur. Meine Freundin fuhr oft dorthin, machte sich einen Kaffee, drehte die Heizung im Winter auf und goss die Blumen im Sommer. Das ging fast zwei Jahre so, und wir drei sahen das mit Sorge. Wir dachten, dass sie es sich nur unnötig schwer machte, und versuchten, sie vorsichtig davon zu überzeugen, dass es Zeit wäre, die Dinge zu sortieren, auf- und auszuräumen, um mit dem Tod ihrer Mutter so abschließen zu können. Ihre Antwort war immer die gleiche: Noch nicht!

Ihre Firma beantragte Kurzarbeit und meine Freundin war nun für eine ganze Weile zu Hause. Zur gleichen Zeit fand sie einen Mieter für das Elternhaus, ausgerechnet den Neffen, den ihre Mutter besonders gemocht hatte. Mit echter Freude machte sich meine Freundin nun an das Aufräumen, Ausmisten, Verteilen und das Wegwerfen von Erinnerungsstücken, um das Haus auf seinen neuen Bewohner vorzubereiten. Als ich das letzte Mal mit ihr sprach, meinte sie, dass es sich nun so gut anfühle, dass sie keine tiefe Trauer mehr verspüre, sondern eher ein Glücksgefühl, und sie fügte noch hinzu: „Weißt du, was wirklich seltsam ist? Das letzte Foto von meiner Mutter zeigt sie mit Julian, der jetzt einziehen wird. Und sie sieht darauf sehr glücklich aus."

Die Bewältigung von belastenden Erlebnissen, das Verarbeiten von Trauer und das Erlernen eines neuen Umgangs mit Angst brauchen Zeit und Geduld – wieviel davon, ist jedoch individuell verschieden. Da wir alle in unseren jeweiligen Gesellschaftssystemen fest verwurzelt sind und von diesen mehr oder weniger beeinflusst werden, kann es vorkommen, dass wir uns selbst unter Druck setzen. Oder, wie in dieser Geschichte, Gefahr laufen, andere unter Druck zu setzen. Das „Elternhaus" soll Betroffenen Mut machen, in ihrem eigenen Tempo zu bleiben, ohne jedoch dabei das Ziel aus den Augen zu verlieren.

Hütchenspieler

Erinnerung (belastende), Scham, Selbstbild, Selbstannahme

Vor über dreißig Jahren war ich mit meinem Mann in New York. Es war das erste Mal, dass wir in dieser turbulenten, großen, aufregenden und für uns Kleinstadtkinder fremdartigen Stadt waren. Ich erinnere mich daran, dass wir voller Neugier und Staunen stundenlang durch die Straßen liefen, es waren Unmengen von Menschen und die berühmten gelben New Yorker Taxis unterwegs. An einer Straßenecke saß ein Mann, der mit einem Würfel und drei Plastikbechern das uns damals noch wenig bekannte Hütchenspiel spielte. Wie andere auch blieben wir stehen und schauten zu. Der Mann bewegte die Becher unheimlich schnell hin und her und hob sie zwischendurch immer wieder mal an, um zu zeigen, unter welchem Becher der Würfel versteckt war. Wir konnten das gut nachvollziehen. Andere Zuschauer auch und sie wetteten ein paar Dollar darauf, dass sie den richtigen Becher erkennen konnten. Sie gewannen mit Leichtigkeit. Zehn oder zwanzig Dollar wurden so schnell verdoppelt. Das war für uns sehr viel Geld, wir studierten ja noch. Bei dem Hütchenspieler stand noch ein zweiter Mann, der begann, uns sehr geschickt zum Mitspielen zu überreden. Während wir noch nach unserem Geld suchten und gleichzeitig die Becher im Auge behielten, um dann einen satten Gewinn einstreichen zu können, gelang es dem Hütchenspieler und seinem Kumpel, uns so abzulenken, dass wir den falschen Becher wählten und unsere vierzig Dollar waren weg. Entsetzt versuchten wir mit den Spielern zu diskutieren, um unser Geld wiederzubekommen, ohne Erfolg. Nach dem Entsetzen kam die Scham. Es war uns furchtbar peinlich, dass wir uns wie zwei Dummköpfe derart hatten über den Tisch ziehen lassen. Mein Mann steckte das gut weg, aber mich begleitete dieses Erlebnis noch Jahrzehnte. Noch lange Zeit danach, wenn ich an diese Geschichte dachte, wurde mir übel und mein Magen schmerzte. In manchen Nächten erwachte ich aus Alpträumen, die mich an damals erinnerten. Ich sprach mit niemandem darüber und versuchte, das Ganze zu verdrängen. Ein entspannter Umgang mit dieser Erinnerung gelang mir erst, als ich meinen heranwachsenden Kindern davon erzählte, als Warnung, sich nicht vom schnellen Geld verführen zu lassen. Wahrscheinlich hätten sich Schrecken und Scham schon viel früher davon machen können …

Wer hat nicht schon erlebt, wie einfach es ist, aus einer Mücke einen Elefanten zu machen? Die meisten Menschen hätten ein solches Erlebnis wohl nach kurzer Zeit achselzuckend abgeschüttelt. Mich hat es jahrelang begleitet. Durch das Erzählen und vor allem das Eingeständnis, dass auch ich unvorsichtig und leichtgläubig sein darf, konnten sich Scham- und Schuldgefühle auflösen. Die Geschichte lädt dazu ein, mit sich selbst sanfter umzugehen.

Unterlegscheiben

Familie, Freundschaft, Konflikt, Patchwork, Zwang

Mein Sohn und sein Kumpel basteln und bauen ziemlich viel. Sie werden auch schon mal als Fachhilfen beim Messebau oder ähnlichen Gewerken beschäftigt. Neulich habe ich sie gefragt, woher das wohl kommt, dass sie, obwohl sie keinerlei handwerkliche Ausbildung haben, des Öfteren solche Angebote erhalten. „Keine Ahnung", meinten sie, „wahrscheinlich liegt es daran, dass wir immer Unterlegscheiben einstecken haben." „Bitte? Was genau meinst du denn damit", hakte ich nach. Sein Kumpel antwortete mir: „Ich glaube, er will damit sagen, dass wir meist eine Lösung für die Probleme finden. Manche sind echt ungewöhnlich. Aber oft ist es eben wie eine Unterlegscheibe, die einfach dafür sorgt, dass eine Schraube vernünftig sitzt. Sieht nicht immer perfekt oder schön aus, aber es funktioniert. Und das ist für die meisten Leute am wichtigsten."

Häufig ist es doch so, dass wir nach der perfekten Lösung suchen, wenn wir ein Problem haben, oder eine Entscheidung treffen müssen. Und genauso häufig führt das zum Stillstand, weil wir nichts tun, ehe wir nicht ganz, ganz sicher sind. Unterlegscheiben können da sehr hilfreich sein, aus einer drittbesten Lösung doch noch eine passende zu machen. Auch bei Phobien, Ängsten und traumatischen Erlebnissen kann es hilfreich sein, sich solcher Unterlegscheiben zu bedienen, um sich auf möglichst einfache Weise aus einer Starre zu befreien.

Wilde Hunde

Angst, Auslöser (Trigger), Erinnerung (belastende), Gewalt, Mut

Regelmäßig sind wir mit den Schülern im Wald unterwegs. Immer wieder kommt es zu Begegnungen zwischen uns und den Menschen mit ihren Hunden. Meist verlaufen die Begegnungen entspannt. Eine Schülerin aber fürchtete sich so vor Hunden, dass sie auf die Spaziergänge verzichten wollte. Ich fragte sie, ob ich ihr meine Erlebnisse mit Hunden erzählen dürfe.

„Ich wurde als kleines Kind von einem wilden Hund schwer attackiert und gebissen. Lange Zeit ängstigten mich Hunde und ich träumte von ihnen. In den Träumen musste ich an ihnen vorbeigehen. Sie haben mich angebellt und die Zähne gefletscht. Sie rochen meine Angst, gebissen zu werden und tanzten wild um mich herum.

Ich wachte jedesmal mit rasendem Herzen auf. Ich schlief schlecht und ging nervös und gereizt durch den Tag. Jede Nacht „wauuu, wufff und wuhuuuu …“, ich verstand nicht, was los war. Dann habe ich beschlossen, dass ich eine neue Fremdsprache lerne: „Hundisch“.

Ich beobachtete alle möglichen Hunde, achtete wie beim Fremdsprachen lernen auf Aussprache und Intonation. Ich wollte verschiedene Qualitäten im Bellen erkennen und irgendwann verstehen, was sie mir sagen. Manchmal habe ich einfach nachgesprochen, was die Hunde vorbellten.

Angst lähmt, macht handlungsunfähig. Handeln können in Angstsituationen, muss geübt werden. Die Schülerin gab acht, wie und wann Hunde bellen, versuchte es nachzumachen und selbst verschieden zu bellen. Sie begann zu forschen und nach einiger Zeit der Pause, kam sie wieder gerne mit auf die Waldspaziergänge.

Der Wolf und das Schaf

Aggression, Gewalt, Hilflosigkeit (Täter- und Opferkonstrukte), Vertrauen

Der Wolf schlich sich zum Schaf. „Bevor ich dich fresse, höre, was mir widerfahren ist. Ich bin eigentlich ein friedliebendes Tier, freundlich und zufrieden. Wo Eintracht herrscht, da möchte ich gerne dabei sein. Doch, höre Schaf, was ihr bösen Tiere aus mir gemacht habt. Ich war noch ein Welpe, da hörte ich, als ich zu den Schafen schlich, dass diese schlecht über mich sprachen. So blieb es auch, als ich älter war, kaum war ich in ihrer Nähe, rannten sie los und ließen mich hinterherrennen. Ich rief ihnen nach, sie sollen warten, doch sie liefen schnell in den Stall. Es betrübte mich, dass die Schafe böse zu mir waren. Jedes Mäh und Bäh war mir zu Schaden gedacht, und auch jetzt lachst du mich aus. Ich würde dich nicht fressen, aber ihr Schafe wart ungemein böse zu mir." Das Schaf hörte zu, dachte kurz nach und sprach „Ja, ich bin froh, dass ich dich getroffen habe. Auch ich war mal kleines Lämmchen. Ich habe früh gelernt, dass es einen Wolf gibt, welcher kleine Schafe frisst. Ich war achtsam und musste stets um mein Leben fürchten. Aber ich lernte, gelassen und ruhig zu sein, mich stets auf meine Herde zu verlassen und den Schutz im Stall zu schätzen. Ich wurde ein gutes Schaf dabei. Nun habe ich jedoch eine Frage an dich. Wenn du sie mir beantwortest, kannst du mich danach ohne schlechtes Gewissen fressen. Was wärst du lieber geworden? Ein schlechter Wolf mit gutem Gewissen oder ein guter Wolf mit schlechtem Gewissen?" Der Wolf setzte sich hin und begann nachzudenken und nachzudenken, und er sitzt heute noch da und denkt nach, das Schaf aber ist schon längst im Stall.

Diese Geschichte habe ich mit einer Klientin zusammen entwickelt. Die Frage „bin ich ein Opfer, bin ich ein Täter?" beschäftigte sie längere Zeit. Die Geschichte ebenfalls. Der offene Schluss ließ ihre Situation ebenfalls unbeantwortet. Sie erkannte, dass es nicht nur „Entweder-oder"-Antworten geben kann.

Kalte Füße

Auslöser (Trigger), Erinnerungen (belastende), Selbstbild

„Meine Frau meint, ich soll zu Ihnen kommen, meine Füße schmerzen schon so lange."

„Ich weiß nicht, ob ich Ihnen helfen kann. Sie wissen, ich erzähle hauptsächlich Märchen." Am Ende unseres ersten Gespräches durfte ich eine kurze Geschichte erzählen:

Ein alter, weitgereister Mann setzte sich müde hin. „Wenn ich einen Wunsch frei hätte, so müsste die Fee mir warme Füße schenken", meinte der Alte zum Frosch. „Quak, quak", meinte dieser, denn er war ein echter Frosch, drehte sich weg und sprang in den kühlen Brunnen. „Warme Füße sind wohl das letzte, was man sich wünschen kann", dachte er, tauchte unter und schwamm erfrischt in seinem Element umher.

Es stellte sich heraus, dass der Klient als Kind die Tage im Winter meist draußen verbrachte und an kalten Füssen litt, weil seine Eltern keine Winterschuhe zu kaufen vermochten. Als Erwachsener konnte er zwar warme Schuhe kaufen, doch er bekam immer wieder kalte Füße. „Ich möchte so viel tun, und wenn ich meine Wünsche umsetzen soll, bekomme ich kalte Füße", meinte er. Er gab die Schuld den schlechten Schuhen und der mangelnden Sorgfalt der Eltern. Die Frage, warum seine Geschwister nicht das gleiche Problem haben, konnte er sich erst nicht erklären. Die Geschichte gab ihm eine neue Einsicht.

Entenküken

Abgrenzung, Ablösung, Angst, Borderline, Entwicklung, Freundschaft, Gewalt, Pflegekind (Adoption), Partnerschaft, Vertrauen

Wenn man einer Henne ein Entenei unterlegt, brütet sie es zusammen mit den eigenen Eiern aus, und wenn die Küken geschlüpft und ein paar Tage alt sind, dann geht sie mit ihnen spazieren. Sie picken hier ein paar Körner auf und dort einen Käfer und lassen es sich gutgehen. Wenn sie an den Bach kommen, bleibt die Glucke mit ihren Jungen stehen. Das Entenküken stürzt sich ins kühle Nass. Die kleine Ente ist begeistert, die Glucke gackert und flattert in hellem Entsetzen. Die anderen Küken wackeln umher und wissen nicht so recht, was sie von der Situation halten sollen.

Eine Glucke, die hat Lebenserfahrung und hält nichts davon, wenn eines ihrer Küken ins Wasser geht. Eine Ente vertraut dem Wasser und weiß, dass es sie trägt. Hab Verständnis, liebe Ente, wenn die Glucke sich um dich fürchtet. Sie will dich beschützen. Hab auch Verständnis, liebe Ente, dass du eine Ente bist und baden willst. Wenn du ein Huhn wärst, dann solltest du nicht schwimmen gehen. Weil du eine Ente bist, folgst du deiner Natur.

Die Geschichte verwende ich, um Menschen zu ermutigen, ihren eigenen Weg abseits der Vorgaben ihrer Herkunftsfamilie zu gehen und um Eltern einzuladen, ihren Kindern eigene, in der Familie noch nie gegangene Wege offenzulassen. Dazu kann es auch gehören, Verbote zu übertreten, die – mindestens gefühlt – mit dem Ausschluss aus der Familiengemeinschaft belegt waren. Solche Verbote können sich auf Überzeugungen zur eigenen Identität, auf berufliche Wege oder die Partnerwahl beziehen. Manchmal lade ich Menschen ein, in Gedanken zu ihren Eltern zu sagen: „Ich nehme beides: Ich gehöre zu euch, und ich mache es anders“ oder auch: „Ich gehöre auf meine Art zu euch und mache es anders, als ihr es gemacht habt, als ihr wolltet, dass ich es mache, und als ihr dachtet, dass man es überhaupt machen kann." Die Geschichte kann auch im Gespräch mit Pflege- und Adoptivkindern und deren Eltern verwendet werden.

Der Baum lebt weiter

Einsamkeit, Flucht (Migration), Mut, Patchwork, Pflegekind (Adoption), Trennung, Trauer

Ein Rutsch hatte eine breite Platte des Berges ins Tal getragen. Schutt, Erde und Grasbüschel lagen wild durcheinander. Es sah aus, als sei der obere Teil des Berges mit Gewalt in die Tiefe versetzt worden. Bäume lagen geknickt am Rand des Rutsches. Tannen mit tiefen Pfahlwurzeln: geknickt, Eichen mit kräftigen Ankerwurzeln: geknickt. Einzig eine zarte Fichte, ein Flachwurzler, stand aufrecht unten auf dem Rutsch. Ich sah die Fichte kurz nach dem Unglück. Ein seltsamer Eindruck, einen Baum, welcher normalerweise hoch oben am Berg steht, hier in dieser Umgebung zu sehen. „Der wird's wohl nicht einfach haben", dachte ich. Nach zwei Jahren sah ich ihn wieder. Er stand sicher im Geröll, es konnte sich Erde sammeln, neue, kleine Pflanzen folgten. Seither besuche ich ihn jedes Jahr. Sträucher siedeln in seiner Nähe, langsam wachsen auch andere Bäume auf dem Rutsch. Die Fichte gibt Schutz und ist selbst behütet.

Diese Geschichte habe ich einem Schüler erzählt, welchem ein Klassenwechsel bevorstand. Er verstand die Metapher als Bild dafür, dass man auch Hilfe bekommt, wenn man „dableiben tut, ohne dass man es will."

Das Kalben des Gletschers

Abhängigkeit, Ablösung, Depersonalisation/Derealisation, Depression, Dissoziation (Gefühlskälte), Einsamkeit, Entwicklung, Missbrauch, Selbstbild, Selbstannahme, Selbständigkeit (Selbstvertrauen, Selbstwirksamkeit)

„Ich möchte, wie die anderen kleinen Gletscher, auch mal ins Meer plumpsen und dabei eigene hohe Wellen erzeugen, Mama."

„Was denkst du, weshalb du so fest mit mir verbunden bist, mein Kleiner?" fragt ihn die große, mächtige Gletschermutter.

„Weil ich zu dir gehöre und du ganz gut auf mich achtest, damit mir nichts Böses geschieht?"

„Ganz genau. Und wann ist die Zeit für dich da, dass du dich von mir lösen kannst?"

„Habe ich vergessen", meint der junge Gletscher trotzig.

Ein paar Tage später jedoch vertraut er sich einem vorbeischwimmenden Wal an. Mit ihm hatte er auch schon früher einige Themen besprechen können. Dabei erhielt er immer wieder den einen oder anderen weisen Rat.

„He du, was soll ich tun? Ich möchte mich endlich von meinem Zuhause und meiner Mutter ablösen, mich selbständig durchs Meer treiben lassen und meine eigenen Abenteuer erleben. Doch Mutter sagt, dass die Zeit dafür noch nicht reif sei. Weißt du vielleicht, wann dies geschehen wird?"

„Wenn es soweit sein wird, wirst du das rechtzeitig spüren. Doch bis dahin hast du noch drei wichtige und sich lohnende Aufgaben zu erledigen."

„Sag mir doch bitte, welche das sind."

„Du hast von deiner Mutter ganz viel Kälte erfahren, damit sie dich bei ihr behalten konnte. Deshalb ist es für dich wichtig, den Kontakt zu den anderen sowie deine Selbstliebe und deine Stärken vermehrt zu entfalten. Dabei kannst du, damit du dich besser von ihr wegsprengen kannst, selbst Wärme erfahren und entwickeln. Zweitens: Wenn du an dir arbeitest, wirst du dir neuen Raum schaffen, was es dir vereinfacht, dich ins weite Meer plumpsen zu lassen. Und drittens wirst du Ballast abwerfen müssen. Damit läufst du nicht Gefahr, auf Grund zu laufen, und so kannst du mit Leichtigkeit deine eigene Welt erobern."

„Ist das alles, was ich tun muss?"

„Das wird sich weisen. Lass es ruhig angehen; eines nach dem anderen. Du hast bereits heute eine unglaubliche Stärke in dir, welche dir erlaubt, irgendwann ein eigenständiger und wundervoller Eisberg zu werden."

Das Stärken und Ausbauen der eigenen Ressourcen, des Selbstvertrauens, der Selbstliebe sowie das Erleben menschlicher Wärme sind von großer Bedeutung, um bei erfahrenen Traumata im Kindesalter (beispielsweise bei erfahrener Gefühlskälte durch ein Elternteil oder beide Eltern), einen neuen eigenen und hilfreichen Weg beschreiten zu können.

Das Brot auf dem Stuhl

Ablösung, Entwicklung, Hilflosigkeit (Täter- und Opferkonstrukte), Verurteilen, Verzeihen

Mit klaren Augen in seinem zerfurchten Gesicht saß er vor mir. Nachdenklich begann er zu erzählen:

„Es war in den 50er oder 60er Jahren, als die ersten italienischen Gastarbeiter in unserem Dorf die Arbeiten auf dem Bau aufnahmen u.a. als Bauarbeiter Einzug hielten. Als Kind kam mir an diesen Menschen vieles exotisch vor und machte mich neugierig: Ganz vorne war die mir unverständliche Sprache, die sie viel lauter und lebhafter zum Ausdruck brachten als wir die unsere. Ihre Haare waren vorwiegend pechschwarz und ihre Oberkörper, die sie meist mit einem ärmellosen Unterleibchen oder gar nicht bedeckten, waren braungebrannt. Aber, was mir am meisten imponierte, war das lange und zwei Kilo schwere Weißbrot vom Dorfbäcker, das sie jeweils unter den Arm gepackt mit sich trugen.

Auch faszinierte es mich zuzuschauen, wie sie während der Pause vom Brot, das sie an die Brust gepresst hielten, mit einem Messer dicke Stücke abschnitten, um sie mit ebenso dicken Salamistücken genüsslich zu verspeisen. Bei diesem Schauspiel stellte ich mir plastisch vor, wie diese Brotstücke dufteten und schmeckten, und dabei mir lief das Wasser im Mund zusammen."

Dann berichtete er weiter: „Meine Mutter gedieh vor allem mir, als ältestem von drei Geschwistern, eine sehr rigide Erziehung an. Alles, was ich tat, war in Ordnung – sofern ich es nach ihren Vorstellungen ausführte. Aber wehe, wenn dem nicht so war, setzte es Prügel. Auch durfte ich nur dann essen, wenn es ihrer Ansicht nach Zeit dafür war, und das essen, was sie für richtig hielt. Doch als Zwölfjähriger kannte mein Magen keine Disziplin, und so kam es ab und zu vor, dass ich zwischendurch Hunger oder wenigstens Lust nach Essbarem hatte. Aber das Zwischendurch-Essen war bei uns Zuhause nicht erlaubt. Eines Tages, mir oblag nach dem Essen der Abräumdienst, behielt ich dieses Mal das Körbchen mit dem fein duftenden Brot besonders gut im Auge. Jetzt oder nie! Mit einer flinken Bewegung entnahm ich eine Scheibe Brot, legte sie auf meinen Stuhl, schob die Sitzfläche ganz unter den Tisch und beendete meine Arbeit. Innerlich freute ich mich, mit Angst durchmischt, bereits auf die ‚gestohlene' Scheibe Brot. Als ich mit dem Abräumen fertig war, kontrollierte meine Mutter, ob ich alles nach Vorgabe erledigt hatte, und wie von Zauberhand gesteuert, zog sie meinen Stuhl unter dem Tisch hervor. ‚Wer hat dieses Stück Brot hier hingelegt?', fragte sie finster dreinschauend. Ich wusste, dass sie wusste, dass nur ich es gewesen sein konnte. Gleichwohl gab ich zur Antwort: ‚Ich weiß es nicht.' Sie schaute mich eindringlich an, stellte dieselbe Frage noch zwei Mal und ich wiederholte jedes Mal standhaft: ‚Ich weiß es nicht.' Gleichzeitig erwartete ich für mein Lügen aufs Härteste bestraft zu werden. Jedoch nicht dieses Mal. Sie ließ mich stehen, verdattert wie ich war, nahm die Brotscheibe mit in die Küche, strich etwas Butter drauf, brachte sie mir zum Essen zurück und strich mir liebevoll über den Kopf."

Eltern können – im Nachhinein oder von außen gesehen – viele Fehler begehen, und gleichwohl haben sie jeweils das Beste getan, was ihnen damals möglich war. Schlimme Erfahrungen in der Zeit als Kind sind einerseits sehr nachhaltig, aber anderseits nicht zwingend „irreparabel". Oder wie Ben Furman, ein finnischer Psychotherapeut, in einem seiner Bücher schreibt: „Es ist nie zu spät, eine glückliche Kindheit zu haben". Einen möglichen Ausweg kann jener des sich selbst Verzeihens bedeuten; verzeihen, dass man es damals noch nicht besser konnte. Oder das Einnehmen einer anderen Sicht als derjenigen des sich Verurteilens. Auch ein Verzeihen den Eltern gegenüber kann als hilfreich in Erwägung gezogen werden.

Meine Medaille zeigen

Entwicklung, Selbstbild (Selbstvertrauen), Zuversicht

„Welche Gymnastik-Übungen empfehlen Sie mir?", fragte ich den Osteopathen nach der ersten Sitzung. Vermutlich grinste er unmerklich unter seiner Schutzmaske. „Setzen Sie sich bitte mit gestrecktem Oberkörper hin", wies er mich an, während er es mir vormachte, „und zeigen Sie mir Ihre Medaille, das heißt, Brust rausstrecken und ausatmen." Ich ließ es mir nicht nehmen, seine Anweisung mit „... und lächeln" zu ergänzen. „Und was weiter?", fragte ich anschließend, weil ich diese Übung beinahe als Scherz betrachtete. „Wir werden im Verlauf der nächsten Sitzungen feststellen, wann Sie so weit sind für weitere Übungen", antwortete er lakonisch.

Der Kraft der kleinen und bekömmlichen Schritte sowie der inneren Haltung dazu, kann vermutlich nie genügend Aufmerksamkeit geschenkt werden. Denn sie stellen für eine Entwicklung in die gewünschte Richtung einen guten Garant dar.

Wie der Tiger lieben lernte

Aggression, Borderline, Burnout, Einsamkeit, Freundschaft, Gewalt, Trauer, Partnerschaft, Selbstannahme, Vertrauen

„Ich bin das gefährlichste Tier überhaupt! Alle haben Angst vor mir“, sagte der Tiger. Wenn er fauchte, zitterten die Tiere ringsumher. Sie fürchteten ihn, und sie bewunderten ihn. Doch wenn er nachts in seinem Gehege lag und keinen Schlaf fand, dachte er: „Ich bin das einsamste Tier überhaupt.“ Dann schweiften seine Gedanken weit in die Vergangenheit und in die Ferne. In einer mondhellen Nacht waren Männer aus dem Dorf gekommen. Sie hatten seinen Vater und seine Mutter erschossen und ihre toten Körper auf einem Lastwagen weggefahren. Am anderen Tag kamen zwei Wildhüter, untersuchten die Spuren des Lastwagens und die Stelle, wo die toten Körper gelegen hatten. Sie redeten aufgebracht, und schließlich fanden sie in einem Gebüsch – ihn. Klein, wie er war, packten sie ihn, schoben ihn auf die Ladefläche des Wagens, schlossen die Heckklappe und fuhren davon.

Das Quietschen der Gehegetür ließ den Tiger aus seinem Traum erwachen. Endlich Essen? Tatsächlich, durch die geöffnete Tür stolperte ein großer Geißbock in sein Gehege. „Du solltest dich fürchten“, sagte der Tiger. „Ich bin das gefährlichste Tier überhaupt.“ Der Geißbock aber senkte stumm seine Hörner und spannte seine Muskeln an, als wollte er den Tiger aufspießen, wenn er näherkam. „Sehr dramatisch. Ich bin beeindruckt“, grinste der Tiger. Er schwieg eine Weile, bis er bemerkte, dass er tatsächlich beeindruckt war, nicht von der Gefährlichkeit des Geißbocks, aber von seinem Willen, auch in der aussichtslosesten Lage alles zu tun, was er konnte, um sein Leben zu verteidigen. „Du bist mutig. Respekt“, murmelte der Tiger, und dieses Mal meinte er, was er sagte. Er legte sich auf den Boden und betrachteten den Geißbock, der immer noch in Angriffsstellung vor ihm stand. Irgendwann war der Tiger eingeschlafen. Als er wieder erwachte, sah er, dass der Geißbock inzwischen ebenfalls dalag und schlief. „Du bist sehr unvorsichtig“, sagte der Tiger. „Der Tiger ist das gefährlichste Tier überhaupt." „Der Tiger ist das einsamste Tier überhaupt", antwortete der Geißbock, die Augen nur einen Spaltbreit geöffnet. „Was hast du da gesagt?" „Du bist das unglücklichste, einsamste Tier, das ich mir vorstellen kann." „Das sagst du nicht noch einmal!" „Die anderen haben Angst vor dir, aber ich erkenne dich. Du bist so allein. Ich bin ein Stern in deiner Nacht, und wenn du mich gefressen hast, ist es wieder dunkel." Dem Tiger war nun vollends der Appetit vergangen. Er schaute auf den Boden, wo sich unter seinen Augen kleine Pfützen bildeten.

Die Geschichte nimmt Bezug auf eine Freundschaft, die ein Tiger und ein Geißbock in einem Zoo in Sibirien schlossen (www.tierwelt.ch/news/zoo/tiger-und-geissbock-schliessen-freundschaft; 14.11.2020).

Getrennte Freunde

Aggression, Familie, Freundschaft, Gewalt, Trauer, Trennung, Partnerschaft, Selbstannahme, Vertrauen

Ich weiß nicht, was den Geißbock an jenem Tage geritten hat. Stundenlang hat er seinen Freund, den Tiger, gestupst und gestoßen. Vielleicht wollte er nur sagen: „So machen wir das, wir Geißböcke. Wenn wir jemanden mögen, dann kabbeln wir uns mit ihm. Wir messen ein bisschen unsere Kräfte aneinander." Vielleicht wollte der Tiger nur sagen: „So machen wir das bei den Tigern, wenn ein Junges übermütig wird. Wir weisen ihm seinen Platz zu." Irgendwann jedenfalls ist der Tiger aufgestanden, hat den Geißbock am Nacken gepackt, ihn ein bisschen geschüttelt und ihn auf die Seite geworfen. Der Geißbock kam in eine Tierklinik, aus der er einige Wochen später geheilt entlassen werden konnte. Und dann? Sollte man den Geißbock zum Tiger zurückbringen? Würde er ihn diesmal fressen? Oder würden die beiden wieder Freunde sein? Die Zooleitung entschied sich, dem Geißbock ein eigenes

Gehege zu geben und eine Geiß an seine Seite zu stellen, mit der er noch einige Zicklein zeugte. Vielleicht hat der Geißbock ihnen öfter von seinem Freund, dem Tiger, erzählt. Ich stelle mir vor, dass der Tiger manchmal in lauen Mondnächten an seinen Geißbock dachte und sich fragte, was aus ihm geworden war. Vielleicht haben sich ihre Gedanken irgendwo zwischen den Sternen getroffen. Das Ende ihrer Freundschaft war vielleicht nicht das Ende ihrer Freundschaft.

Die Geschichte kann man Menschen erzählen, die Sehnsucht haben nach einem Partner, von dem sie sich getrennt haben oder der sich von ihnen getrennt hat, vielleicht wegen eines anderen Partners. Die Geschichte nimmt die Verletzung und Gefährdung durch eine traumatisierende Partnerschaft ernst, würdigt, was gut war, erlaubt manchmal mit Sehnsucht an früher zu denken, erkennt die trennende Verschiedenheit der Partner an und stellt bei alledem doch fest, dass die Trennung endgültig und unwiderruflich vollzogen ist (preview.schweizerbauer.ch/vermischtes/allerlei/grosse-tierfreundschaft-vor-dem-aus-47296.html, 17.11.2020).

Anhang

Stichwortverzeichnis

Alphabetisches Verzeichnis der Geschichten

Die Kürzel in Klammern verweisen auf die Autorin oder den Autor der Geschichte.

Einführung und Einleitungstexte zu den Kapiteln wurden von Stefan Hammel verfasst.

Literatur

Erickson, M., Rossi, E. (1981): Hypnotherapie. Aufbau. Beispiele. Forschungen. Stuttgart, Klett-Cotta

Furman, B. (2019): Es ist nie zu spät, eine glückliche Kindheit zu haben. Dortmund, Modernes Lernen

Hammel, S. (2006): Der Grashalm in der Wüste. 100 Geschichten aus Beratung, Therapie und Seelsorge. Mainz, impress

Hammel, S. (2009). Tinnitustherapie durch Hypnose: Der Heidelberger Pilotversuch. Musica Sacra, 4/09, 223–224

Hammel, S. (2011). Handbuch der therapeutischen Utilisation. Vom Nutzen des Unnützen in Psychotherapie, Kinder- und Familientherapie, Heilkunde und Beratung. Stuttgart, Klett-Cotta

Hammel, S. (2014): Therapie zwischen den Zeilen: Das ungesagt Gesagte in Beratung, Therapie und Heilkunde. Stuttgart, Klett-Cotta

Hammel, S. (2021): Alles neu gerahmt! Psychische Symptome in ungewöhnlicher Perspektive. 2. Aufl., München, Ernst Reinhardt

Hammel, S. (2016): Loslassen und Leben. Befreiende Geschichten. Mainz, impress

Hammel, S. (2017): Grüßen Sie Ihre Seele! Therapeutische Interventionen in drei Sätzen. Stuttgart, Klett-Cotta

Hammel, S. (2019): Lebensmöglichkeiten entdecken. Veränderung durch Therapeutisches Modellieren. Stuttgart, Klett-Cotta

Hammond, D. (1990): Handbook of Hypnotic Suggestions and Metaphors. New York, Norton

Hürzeler, A. (2019): Das Buch für Entwickler. Selbst-Coaching mit Weisheiten für vier Jahreszeiten. Glattpark (Opfikon), Bellingsbooks

Karpman, S. (1968): Fairy Tales and Script Drama Analysis. Transactional Analysis Bulletin 7 (26), 39–43

Lamprecht, K. (2020): Die Rennschildkröte. 31 Therapeutische Geschichten für Kinder. München, Ernst Reinhardt

Lamprecht, K., Hammel, S., Hürzeler, A., Niedermann, M. (2019): Wie das Krokodil zum Fliegen kam. 120 Geschichten, die das Leben verändern. 3. Aufl., München, Ernst Reinhardt

Lamprecht, K., Hammel, S., Hürzeler, A., Niedermann, M. (2018): Wie der Bär zum Tanzen kam. 120 Geschichten, die das Leben verändern. München, Ernst Reinhardt

Leeb, W., Trenkle, B. Weckenmann, M. (2017): Der Realitätenkellner. Hypnosystemische Konzepte in Beratung, Coaching und Supervision. Heidelberg, Carl Auer

Martel, Y. (2003): Schiffbruch mit Tiger. Frankfurt am Main, S. Fischer Verlag

Mrochen, S., Holtz, K.L., Trenkle, B. (2002): Die Pupille des Bettnässers. Hypnotherapeutische Arbeit mit Kindern und Jugendlichen. Heidelberg, Carl Auer

Nemetschek, P. (2011) Milton Erickson lebt! Eine persönliche Begegnung. Einzigartige Farbfotos und Originaltranskripte. Stuttgart, Klett-Cotta

Niedermann M. (2018): Der Esel und ich. Abenteuerliche Geschichten mit einem Wanderesel. Wien, Songdog

O'Hanlon, W., Hexum, A. (1990): Milton Ericksons gesammelte Fälle. Stuttgart, Klett-Cotta

Olness, K., Kohen, D. (2001): Lehrbuch der Kinderhypnose und -hypnotherapie, Heidelberg, Carl Auer

Rosen, S. (2000): Die Lehrgeschichten von Milton H. Erickson. Salzhausen, iskopress

Schlegel, L. (2002): Handwörterbuch der Transaktionsanalyse. Sämtliche Begriffe der TA praxisnah erklärt. Herder, Freiburg im Breisgau (2. Auflage)

Schütz, G., Freigang, H. (2007): Metaphern, Stellvertretergeschichten und hypnotische Texte. Für den Einsatz in der Zahnmedizin. Mit Anleitungen zur Erstellung eigener Hypnosetexte. Stuttgart, Hypnos

Signer-Fischer, S., Gysin, T., Stein, U. (2009): Der kleine Lederbeutel mit allem drin. Hypnose mit Kindern und Jugendlichen. Heidelberg, Carl Auer

Trenkle, B. (2016): 3 Bonbons für 5 Jungs. Strategische Hypnotherapie in Fallbeispielen und Geschichten. Heidelberg, Carl Auer

Zeig, J. (1985): Meine Stimme begleitet Sie überallhin. Ein Lehrseminar mit Milton H. Erickson. Stuttgart, Klett-Cotta